健康中国 2030·专科护理健康教育系列丛书

神经外科护理健康教育

主　编　邓瑛瑛　王晓艳　周宏珍

副主编　张小玲　周　霞　李向芝　谢翠华

编　者　（按姓氏汉语拼音排序）

陈飞亚　陈慕媛　邓瑛瑛　符欢燕

桂小娟　黄安红　柯晓颜　雷清梅

李向芝　刘　丹　刘月雯　钱大棣

孙　蕊　唐艳平　王晓艳　谢翠华

徐　飞　叶衍娟　殷春梅　张南南

张小玲　周　霞　周宏珍　朱敏芳

U0389419

科学出版社

北京

内 容 简 介

《神经外科护理健康教育》为南方医院神经外科护理组以重症患者、术后患者护理经验为基础，结合国内外相关文献编写而成。针对神经外科临床护理常见问题，以病种为分类，采取问答形式，进行了回答和一定程度的阐述。本书具有针对性强、言简意赅、覆盖范围广等特点，适合刚从事神经外科的初级专科护士快速掌握相应护理理论与技能，同时为神经外科初中级具有进一步深造要求的护士提供了较好的知识来源。

本书的出版可以使神经外科专科护理人员受益，从而提高神经外科护理理论和业务水平，提高神经外科患者的预后水平。

图书在版编目（CIP）数据

神经外科护理健康教育 / 邓瑛瑛，王晓艳，周宏珍主编. —北京：科学出版社，2018.1
（健康中国 2030·专科护理健康教育系列丛书）
ISBN 978-7-03-055641-7

Ⅰ. ①神… Ⅱ. ①邓… ②王… ③周… Ⅲ. ①神经外科学–护理学–健康教育 Ⅳ. ①R473.6

中国版本图书馆 CIP 数据核字（2017）第 290746 号

责任编辑：王锞韫 胡治国 / 责任校对：桂伟利
责任印制：徐晓晨 / 封面设计：陈 敬

科 学 出 版 社 出版
北京东黄城根北街 16 号
邮政编码：100717
http://www.sciencep.com

北京凌奇印刷有限责任公司印刷
科学出版社发行 各地新华书店经销
*

2018 年 1 月第 一 版 开本：787×1092 1/16
2025 年 3 月第五次印刷 印张：8 3/4
字数：240 000

定价：55.00 元
（如有印装质量问题，我社负责调换）

丛书编委会

主　编　周宏珍　张广清
副主编　王莉慧　覃惠英　陈佩娟
编　者　（按姓氏汉语拼音排序）

陈佩娟　邓瑛瑛　古成璠
何景萍　何利君　黄　莉
李海兰　缪景霞　覃惠英
申海燕　屠　燕　王莉慧
王　颖　谢婉花　姚　琳
张广清　张　军　张晓梅
赵志荣　甄　莉　周宏珍
周　霞

丛 书 前 言

随着社会的进步，生活水平和文化生活的不断提高，人们对疾病护理和健康知识的需求越来越高，给护理工作提出了新的要求。同时，随着医学模式由生物学向生物-心理-社会医学的转变，护理模式也由单纯的疾病护理向以患者为中心的整体护理转变。健康教育则是整体护理中的一个重要环节，护士在健康服务体系中不仅仅是一个照护者、治疗者，而且是健康的维护者、教育者。它要求护士不仅为患者提供适当的治疗和护理，还要针对不同的患者、不同的人群开展相关疾病的健康教育，以提高患者的自控行为能力，减轻或消除患者的心理负担，促进疾病的治疗和康复。不仅有利于提高患者对医护人员的信任感，同时有利于增强患者的自我保健意识，防止疾病的复发，而且对患者在住院期间的不同阶段也会产生不同的促进作用。

目前我国护理队伍普遍存在学历偏低、年轻化、经验不足、资源分配不均等特点，如何帮助这支年轻的护理队伍在短时间内掌握疾病的基础知识及新技术的护理要点，使临床护理人员更加专业、全面地给患者或家属提供专业个性的指导成为当务之急。正是在这样的背景下，科学出版社及时组织临床护理专家出版了"健康中国 2030·专科护理健康教育系列丛书"，该系列丛书的出版对于推进我国当前护理工作的开展具有现实意义。第一辑共有 20 个分册，各分册间相互独立又彼此关联，涵盖了内科、外科、妇科、产科、儿科等多个学科。归纳起来，本系列丛书具有以下特色。

1. 内容丰富、涵盖面广。

2. 注重讲解各专科疾病的基本概念、发病病因、临床表现、相关检查、治疗原则、护理要点、预防保健等，对于各专科患者关心的运动、心理、社会、日常保健、调养、康复等相关的健康教育，以及大众所关心的热点问题、难点问题、常见的认识误区、容易混淆的概念做了明确的解答。

3. 全书采用问答形式，便于查阅。

4. 编写队伍由活跃在临床一线的经验丰富的护理业务骨干组成，具有较高水准，对于实际工作的指导性很强。

我们真诚地希望护理同仁们通过阅读本丛书，能提高自己的专业知识和自身素质，在实践中为患者提供优质、安全、贴心的护理。

本系列丛书的编写，我们力求准确全面，但由于水平有限，不足之处在所难免，我们真诚地希望广大读者和护理同仁批评指正，以便我们今后不断修正。

周宏珍

2017 年 6 月

前　言

随着神经外科领域不断发展和进步，新知识、新理论、新技能不断涌现，神经外科已经进入到精准神经外科时代。护理与医疗相辅相成，相互促进。一方面，先进的诊疗技术促进了神经外科护理的发展，对专科护理人员也提出了更高要求；另一方面，护理在神经外科患者术后管理中，具有无可替代的作用，因此，有"三分医疗，七分护理"的说法。

神经外科专科护士在临床工作中不仅仅是疾病的护理者、治疗者，而且是健康的维护者、教育者。目前，护士对健康教育工作认知程度不够，对相关技术的认识有时无法做到与时俱进；另外，神经外科患者及其家属对自己所患疾病的相关知识知之甚少，是神经外科术后护理面临的两大难题。如何快速、系统、深入地建立神经外科知识体系，对神经外科专科护理人员，尤其是刚接触神经外科领域的初级护理人员，具有重要而深远的意义。此外，有效的健康教育，可帮助患者树立正确的健康观，引导患者接纳并建立有利于促进疾病康复的健康行为和生活方式，积极配合治疗，掌握疾病防治知识和自我保健技能，增强心理调节与社会适应能力，预防非正常死亡以及疾病和残疾的发生，降低疾病的复发率、病死率，降低重复住院率，缩短病程，促使患者早日康复，提高生活质量。健康教育对护理质量的影响日益显著，为此我们组织了一批有丰富临床经验的护理专家和一线护理骨干，编写了本书，以达到精准神经外科时代的精准神经外科护理水平。

本书为南方医院神经外科护理组以重症患者、术后患者护理经验为基础，结合国内外相关文献编写而成。内容实用性强，力求贴近临床、结合实际，以问答形式对临床常见问题进行了回答和一定程度的阐述，为广大神经外科护理人员提供了便捷的业务指导素材。同时，本书的编写尽量结合近年来的新技术、新理念，以帮助临床护理人员更加全面地给患者及其家属提供专业指导。

正如之前所述，医疗领域知识日新月异，因此，受制于编者的知识水平以及知识传播的时效性等，本书疏漏之处在所难免，诚望各位专家和同行批评指正，并感谢您在百忙中阅读本书。

编　者

2016 年 12 月 26 日

目 录

第一章　健康教育概述

一、什么是健康教育？

健康教育是一门研究以传播保健知识和技术来影响个体和群体行为、消除危险因素、预防疾病、促进健康的科学。是以传播、教育、干预为手段，以帮助个体和群体改变不健康行为和建立健康行为为目标，以促进健康为目的所进行的系列活动及过程。通过有计划、有组织、有系统的社会和教育活动，全面提高公民的健康素质，促使人们自愿地改变不良健康行为和影响健康行为的相关因素，消除或减轻影响健康的危险因素，以达到预防疾病、促进健康和提高生活质量的目的。

二、为什么要进行健康教育？

健康教育的目的就是实现全球性健康与公平，使人人都享有最高而且能获得的健康水平，不因种族、宗教、政治信仰、经济和社会状况的不同而分等级。具体目标有 7 个：

1. 帮助人们树立正确的健康观。通过健康教育活动，让人们了解健康不仅仅是没有疾病或虚弱，而是人体在躯体、心理和社会等多维度的完好状态，帮助人们树立正确的健康观，个体健康不仅对自己非常重要，而且是关系家庭幸福、社会和谐的重要因素。所以，促进健康是每个人的社会责任，人们应该履行自己的健康职责。

2. 帮助人们掌握影响健康的相关因素。通过健康教育活动，促使人们了解社会生活的各个环节与健康有关的影响因素，并在生活、学习、工作、休闲以及突发性事件中尽可能减少受到各种致病因素的侵害，降低急性传染性疾病、慢性非传染性疾病和各种伤害的发生率，提高社会健康水平。

3. 帮助人们合理利用医疗卫生资源。通过健康教育活动，让人们了解科学技术的基本原理及其局限性，了解相关疾病产生的原因、治疗方法、护理、康复等方面的知识，做到积极配合治疗，合理利用医疗资源，理解疾病正常转归。

4. 帮助人们建立健康的生活方式。提高人们的预防保健知识和道德水平，促使人们正确认识现代社会因素迅速变化对自身的影响，帮助人们建立健康的生活方式，改变不利于健康的个人行为习惯，自觉采纳有利于健康的行为习惯，促进家庭社会和谐，提高健康水平和生活质量。

5. 帮助人们树立健康投资意识。让人们了解健康每时每刻都受到各种各样因素的影响，人们不能仅在生病的时候关心健康，而是要经常关心健康。为了维护和增进健康，人们需要在人生各个阶段对健康给予时间、资金、精力等各种资源的投入。

6. 帮助人们提高自我保健能力。使人们更好地控制自己的健康和环境，不断地从生活中学习健康知识，并掌握一定程度的自我预防、自我诊断和自我治疗能力，有准备地应付人生各个阶段可能出现的健康问题。

7. 帮助人们达成"健康为人人、人人为健康"的共识。让全社会都认识到健康是每个人都需要的，同时每个人都要为健康付出努力。社会经济发展的最终目的是为了人类的全面健康，医疗卫生部门在为人们健康服务的过程中，需要相关部门和服务对象配合。

三、健康教育的对象是谁？

健康教育按场所来分可分为社区健康教育、医院健康教育、学校健康教育、工作场所健康教育、家庭健康教育等；按疾病来分可分为高血压健康教育、糖尿病健康教育、恶性肿瘤健康教育、传染病健康教育、性病和艾滋病健康教育、心理问题健康教育、控制吸烟健康教育等。教育对象涉及全体人群。

四、患者健康教育的分类有哪些？

患者健康教育分门诊健康教育、住院健康教育和随访健康教育 3 类。

门诊健康教育是医院重要工作内容之一。门诊患者流动性大，每个患者所患疾病各不相同，每位患者的职业、性别、年龄、生理、心理状况、文化程度、风俗习惯、对医疗的期望希望、需求等各不相同，而且门诊患者在医院停留时间短，停留的地方又相对不固定。因此，必须因人、因时、因地制宜，正确选择最具说服力、最有教育作用的方法。开展门诊健康教育的主要形式有候诊教育、随诊教育、咨询教育、健康教育处方等。

候诊教育指在患者候诊期间，针对候诊知识及该科的常见疾病防治所进行的教育，通过口头讲解、宣传栏、教育材料、广播，有条件的医院可设闭路电视网等进行的教育。门诊是患者进入医院的第一站，患者怀着忐忑不安的心情来到医院，从挂号、分诊处就要仔细了解病情，并认真回答患者提出的各种问题。导诊护士要主动热情迎接患者，介绍医院环境，指明就医方向，消除患者对医院的陌生感；在患者候诊期间，分诊护士要为患者提供工作人员服务质量信息，主动介绍坐诊医师、教授情况，使患者相信医师会全心全意治疗他的病。通过及时通告各诊室诊病进展情况，使患者心中有数，并通过电视、录像、宣传栏等，介绍就医须知、各科方位、宣传疾病保健及防治知识等，使他们在候诊期间一方面可接受卫生保健知识，另一方面减少候诊过程中的焦虑、紧张、烦躁心理，保持心情愉快，主动配合医生诊治。

随诊教育指医师在治疗过程中根据患者所患疾病的有关问题进行的口头教育。这种教育方法具较强的针对性和灵活性，但不宜太详细，以免影响诊疗速度，造成候诊患者不满。这是门诊健康教育最主要、最经常的宣传教育方法，它不受时间、地点、设备等条件的限制，利用候诊、就诊、取药及进行各种治疗等机会，针对不同人群、不同对象、不同疾病的患者宣教不同的内容。

咨询教育包括院内单科专门咨询及面向社会人群的综合性咨询。内容跨度较大，主要是由医护人员解答患者的提问。针对患者知识层次、掌握疾病知识及信息程度不同，对患者进行一对一指导，耐心、准确地回答并解释患者提出的问题，特别是对文盲、年老体弱、理解力差的患者，要给予有效、正确的指导。进行个别指导是所有教育方法中最有针对性、最受患者欢迎的方法。

健康教育处方指在诊疗过程中，把疾病的主要病因、常见症状、治疗原则和自我保健方法等知识以书面形式告知患者，以使患者在接受治疗的同时能更好地做好预防保健。这种方法特别适用于有一定文化程度的慢性患者，他们久病后积累了不少医学知识，对健康教育的期望值也较高。

住院健康教育是针对患者在院时间较长，便于医、护、患之间相互了解等特点开展的健康教育活动，可分为入院教育、病房教育和出院教育3个方面。

入院教育指在患者入院时对患者或其家属进行的教育。主要内容包括病房环境、作息时间、探视制度、卫生制度、有关检查和治疗注意事项等。通常由护士和主管医师口头教育，也可通过宣传栏以及印发宣传手册等来进行。

病房教育指在患者住院期间进行的教育，是住院健康教育的重点。病房教育的常用方法有口头交谈、举行同种患者咨询会、定期或不定期医患者座谈会、卫生科普读物入病房、健康教育专题讲座、设置健康教育宣传栏等。也可采用闭路电视、电子屏幕、播放录像片等现代化电教手段。

出院教育指患者病情稳定或康复出院时所进行的教育。应针对患者的恢复情况，重点介绍医治效果、病情现状、巩固疗效、防止复发等注意事项，帮助患者建立健康的生活习惯。

随访健康教育又称出院后教育，指在患者出院后对患者的健康状况进行跟踪监测随访，并根据具体情况开展的健康教育活动。随访健康教育是住院健康教育的延伸和继续，也是医院开展社区卫生服务的一项内容，其主要对象是有复发倾向、需长期接受健康指导的慢性疾病患者，包括电话随访和走访。同时医院也可以给患者寄送与患者相关的健康教育手册或其他宣传品。有条件的医院可根据工作需要，邀请出院患者开展专题小组讨论等。

五、患者健康教育的原则是什么？

患者健康教育的原则可归纳为5项：科学性原则、针对性原则、保护性原则、阶段性原则、程序性原则。

六、患者健康教育程序包括什么？

患者健康教育程序是现代医学模式、护理学发展到一定阶段后，在新护理理论基础上产生的。它以预防、恢复和促进患者健康为目标，根据患者具体情况，提供一种有计划、有目标、有评价的健康教育活动的过程。

患者健康教育程序由 6 个步骤，即评估、诊断、目标、计划、实施、评价组合而成。它是以患者为中心，具有顺序性、系统性、循环性和交互关联性的特点，形成了一个可以组织临床护理健康教育活动的基本框架。

健康教育评估是健康教育程序的第一步，是有计划、有目的、有系统地收集患者学习需求的相关资料，包括学习需求、学习能力、心理状况、社会文化背景、学习态度、健康信念、生理状况等，通过分析资料，提供健康教育诊断的依据。

健康教育诊断是健康教育程序的重要步骤，是护士通过系统评估和分析后，对患者学习需求做出判断的过程。它明确了护士健康教育的内容范围和患者需要学习的内容。

健康教育目标是为健康教育计划提供具体的、量化的工作指标，它是评价健康教育效果、检查健康教育工作质量的标尺。健康教育目标分为长期目标和短期目标。根据布鲁姆教学目标分类法，目标应从认知领域、技能领域、情感领域 3 方面考虑，在制订时还应考虑目标的具体性、可行性和可测量性。

健康教育计划是为达到健康教育目标而设计的活动方案，它的目的是对患者的教育工作、教育内容和教育方法作出规定。患者健康教育计划应包含学习目标、教育内容、教育方法的选择和教育效果的评价 4 部分。

健康教育计划实施重点是帮助护士解决"护士怎么教"和"患者怎么学"的问题，包括学习前的准备、实施时间管理、教育资料及教具的利用等，以激发患者学习兴趣，有效实施健康教育计划。实施后应该做好记录，这种记录与护理记录具有同样意义和法律效力。

健康教育评价是对教育目标达成度和教育活动作出客观判断的过程。它主要包括评价教育目标是否实现和重审健康教育计划。评价种类主要有形成评价、过程评价、效应评价、结果评价、总结评价等。评价方法包括观察法、提问法、测验法等。

七、如何评估患者对健康教育的学习需求？

1. 评估学习需求的内容

（1）学习能力：包括患者的年龄、视力、听力、记忆力、疾病状态等；

（2）心理状况：包括患者对疾病是惧怕还是接受、影响学习的心理因素、患者最关心的问题等；

（3）社会文化背景：包括患者的职业、文化程度、经济条件、饮食睡眠习惯、烟酒嗜好等；

（4）学习态度：包括患者有无学习愿望、对健康教育是接受还是反对等；

（5）以往学习经历：包括患者有无住院史、是否接受过健康教育、教育效果如何等；

（6）学习准备：包括患者身体状况、家属是否参与等；

（7）学习需求：包括患者在入院时、手术前、手术后、特殊检查治疗前、出院前等不同阶段的学习需求等。

2. 评估学习需求的注意事项

（1）评估学习需求贯穿于患者住院的全过程；

（2）评估方法力求科学、可靠；

（3）对评估资料进行综合分析；

（4）掌握沟通技巧等。

八、影响患者健康教育的因素有哪些？

影响患者健康教育的因素有：

1. 角色认知偏差　护士教育角色的意识比较薄弱，同时患者对医生的信任度和依从性也高于护士。

2. 缺乏教育能力 教育知识缺乏是影响护士开展患者教育的重要因素。

3. 缺乏教育时间 护士把患者教育看做是护理以外的额外负担，认为没有时间去实施。

4. 缺乏政策支持 多数医院没有把患者教育作为一种专业加以发展。

5. 患者教育中潜在的法律问题 医护人员不履行教育义务可能因侵犯患者权利而引起医疗纠纷；护士如果不明确自己职责的法律范围，可能因施教不当或越权施教而发生法律纠纷。

九、健康教育工作者应具备怎样的素质与能力？

健康教育工作者应具备以下素质：

1. 素质要求 具备良好的工作素质、业务素质和心理素质。

2. 知识结构 医学科学相关知识（包括基础医学知识、预防医学知识、临床医学知识、护理学知识等）、医学人文社会科学与相关社会科学知识。

3. 能力水平 ①获取和处理健康教育相关信息的能力；②评估个人和社区对健康教育需求的能力；③健康教育项目规划设计能力；④健康教育规划组织和实施能力；⑤健康教育规划实施效果评估能力；⑥组织与协调能力；⑦健康教育信息传播能力；⑧促进健康教育专业发展的能力。

十、健康教育的模式有哪些？

健康教育的模式分为知-信-行模式、健康信念模式、理性行动模式及行为分阶段改变理论四种。

知-信-行模式：从接受信息到改变行为的过程分成以下阶段，即信息传播-观察信息-引起兴趣-认真思考-相信信息-产生动机-尝试行动-坚持行为-行为的确立。针对不同的阶段，健康教育者可以运用以下一些有针对性的方法促进人们态度的转变，从而达到最终行为改变的目标。一是增强信息的权威性和传播效能；二是利用信息接受者身边的实例；三是针对具体原因强化干预措施；四是凯尔曼（1961年）阶段理论，即服从-同化-内化的态度改变过程。

健康信念模式：是运用社会心理学方法解释健康相关行为的重要理论模式。它以心理学为基础，由刺激理论和认知理论综合而成。遵循认知理论原则，首先强调期望、信念对行为的主导作用，认为主观心理过程是人们采纳有利于健康的行为的基础。因此，如果人们具有正确的健康信念，就会接受劝导从而改变不良行为，采纳正确的健康促进行为。

理性行动模式：首次建立了信念、态度、意向和行为之间的联系，并把人们对与健康行为有关的态度分为最终目标的态度和对行为本身的态度。认为行为发生与否的最重要影响因素是人们的行为意向，即是否有意图或打算采取行动。行为意向则由两个基本因素所决定，即个体对行为的态度和主观行为准则。

行为分阶段改变理论：强调根据个人或群体的需求来确定行为干预的策略，根据不同阶段的行为特点采用的转化策略不尽相同。分无意图阶段、犹豫不决阶段、准备阶段、行动阶段、维持阶段等5个阶段。

第二章 神经外科患者标准健康教育计划

一、入院患者健康教育的目标是什么？

入院患者健康教育的目标是通过进行健康教育，纠正患者片面、甚至错误的健康观念，帮助患者形成正确的健康行为，使患者和家属的行为都趋向于健康行为，从而达到疾病预防、康复和健康水平提高的目的。

二、入院患者健康教育的内容包括哪些？

入院患者健康教育的内容包括入院指导、疾病相关知识指导、用药指导、活动与休息指导、饮食指导及行为指导等。

入院指导：入院指导是住院患者健康教育的基础内容，包括环境、病室人员、工作与休息时间、住院规则等内容的介绍，还包括责任护士的自我介绍、主管医生和护士长的介绍等，这些都可以给患者亲切感和安全感，其目的是使住院患者调整心理状态，尽快适应医院环境，积极配合治疗，促进康复。

疾病相关知识指导：根据患者理解能力，为患者讲解疾病相关的病因、发病机制、实验室检查、目前的治疗方法以及护理措施等，使其理解并积极配合疾病的治疗与护理。

用药指导：应给每位患者详细讲解治疗药物的作用与不良反应、服药注意事项、服药最佳时间等，严格遵医嘱按时服药以达到最佳治疗效果。

活动与休息指导：应对每位患者活动与休息的内容、方法方式、注意事项等进行合理指导，以便患者有效配合。

饮食指导：饮食护理对于患者的康复至关重要，既要保证营养供给，又要保证合理饮食。有些饮食同时是治疗的一部分，如糖尿病、消化性溃疡、急性胰腺炎等疾病的饮食，此类患者若不注意饮食，则疾病很难控制。

行为指导：指导患者掌握一定的自我护理和健康促进的方法，是健康教育的重要内容。

三、入院患者健康教育的方法是什么？

入院患者健康教育的方法包括语言教学策略、文字教学策略、形象教学策略、实践教学策略、电化教学策略及综合教学策略等。

语言教学策略，又称口头教育方法，指通过语言的交流与沟通讲解及宣传护理健康教育知识。主要方法有讲授法、谈话法、咨询法、座谈法、小组法和劝服法。该方法的特点是简便易行，一般不受条件限制，不需要特殊设备，随时随地都可进行，有较大的灵活性。

文字教学策略，指通过一定的文字传播媒介和患者的阅读能力来达到健康教育目标的一种教学策略。主要方法有读书指导法、标语法、传单法和墙报法等。其特点是不受时间和空间条件限制，既可针对大众进行广泛宣传，又可针对个体进行个别宣传，而且患者可以对宣传内容进行反复学习，费用上也比较经济。

形象教学策略，指利用形象艺术创作健康宣传资料，并通过人的视觉直观作用进行的健康教育策略。主要方法有美术法、摄影法、模型法和展览法。其特点是形象、直观。

实践教学策略，指通过患者的实践操作，达到掌握一定健康护理技能，并用于自我或家庭护理的一种教学策略。主要方法有演示法、操作法、实验法和作业法。其特点是要求患者有一定动手能力。

电化教学策略，以电能为动力，运用现代化声、光设备传送信息的教学策略。主要方法有广播法、录音法、幻灯法、投影法、电影法、电视法、电信法和互联网法。其特点是将形象、文字、语言、艺术、音乐等有机地结合在一起，形式新颖，形象逼真。但是，运用电化教学需要具备一定物资设备与专业技术人员等条件。

综合教学策略，将口头、文字、形象、电化、实践等多种健康教育方法适当配合、综合应用的一种健康教育方法。它具有广泛的宣传性，适合大型宣传活动。

四、如何评价入院患者健康教育的效果？

入院患者健康教育的效果评价有：①复述入院须知的有关规定；②观察有积极配合治疗和护理的行为取向等。

五、患者手术前健康教育的目标是什么？

患者手术前健康教育的目标是使患者能理解行为训练意义、能演示行为训练内容、能接受手术准备项目，以便调整身体状态，顺利接受手术。

六、患者手术前健康教育的内容包括哪些？

患者手术前健康教育的内容主要包括疾病概述（简单介绍疾病定义、疾病的手术部位、发病因素、症状和体征、治疗方法等），手术前检查（简单描述心电图、胸部 X 线、超声波、三大常规、肝肾功能、生化检查等），手术前准备（简单描述手术方法、麻醉方法、手术前用药等，详细介绍备血目的、血的来源、个人卫生准备、禁食目的与要求、贵重物品保管、术后特殊卧位及床上大小便训练等），手术环境及时间（详细介绍手术小组成员、手术时间及等待地点、手术准备室环境、手术室环境、手术恢复环境、手术所需时间及术后麻醉清醒所需时间）。

七、患者手术前健康教育的方法是什么？

患者手术前健康教育的方法是：①讲解相关知识；②演示行为训练内容；③指引患者、家属阅读相关宣传栏；④患者现身说法；⑤参观监护病房；⑥播放专题影视录像；⑦专题讲座等。

八、如何评价患者手术前健康教育的效果？

患者手术前健康教育的效果评价是：①能正确复述术前准备相关知识要点；②正确演示行为技巧；③观察情绪稳定、焦虑减轻或消除等。

九、患者手术后健康教育的目标是什么？

患者手术后健康教育的目标主要指护士为减少术后并发症而确定的教育目标。如适应监护环境、正确表达疼痛、配合术后护理等。

十、患者手术后健康教育的内容包括哪些？

患者手术后健康教育的内容包括：①告知患者所处环境；②进食时间、种类及方式；③各种卧位的意义；④约束的注意事项及意义；⑤翻身拍背的意义；⑥表述疼痛方法；⑦伤口换药常识及保护方法；⑧早期活动的意义及方法；⑨自我护理技巧；⑩康复锻炼方法等。

十一、患者手术后健康教育的方法是什么？

患者手术后健康教育的方法主要包括讲解相关知识、指导配合方法、患者现身说法等。

十二、如何评价患者手术后健康教育的效果？

患者手术后健康教育的效果评价包括：①复述相关知识要点；②观察能主动配合治疗和护理；③记录有无术后并发症等。

十三、出院患者康教育的目标是什么？

出院患者健康教育的目标指患者出院时，护士为帮助患者建立健康的生活方式而制订的目标。如掌握自我护理技巧、说出出院须知、提高患者自我保健和自我护理能力、促进功能康复、建立健康行为等。

十四、出院患者健康教育的内容包括哪些？

出院患者健康教育的内容是：①出院须知；②饮食营养要求；③正确用药知识；④自我护理知识；⑤功能锻炼方法；⑥康复知识；⑦随诊与定期复查要求等。

十五、出院患者健康教育的方法是什么？

出院患者健康教育的方法是：①讲解相关知识；②演示自我护理技巧；③建立出院后咨询联系等。

十六、如何评价出院患者健康教育的效果？

出院患者健康教育的效果可通过患者是否能复述康复要点、模仿功能锻炼内容等来作出评价。

第三章　神经外科常见管道的护理

一、脑室引流管的临床意义及注意事项有哪些？

脑室引流是神经外科常用的治疗和急救措施，其临床意义是可以起到调节颅内压（intracranial pressure，ICP）、持续引流因颅内感染或出血所致的积脓或积血等目的。脑室引流管持续引流期间的注意事项包括：

1. 严格无菌操作，头部垫无菌治疗巾。

2. 严密观察患者的生命体征变化。

3. 引流管的高度要在合适的位置（其高度以引流管在引流瓶内的末端至侧脑室额角的距离为10～15cm为宜），以维持正常的颅内压。

4. 妥善固定引流管，防止脱出和移位，翻身是要及时夹闭，严禁引流液逆流，保证引流管通畅固定，严密观察引流液的量、颜色及性状。

5. 发现引流不畅或引流液的颜色、性状及量发生变化时要及时报告医师处理。

二、腰大池引流管的临床意义及注意事项有哪些？

腰大池引流管的临床意义是持续释放血性或感染性脑脊液，留取脑脊液标本或鞘内注射药物控制颅内感染，以及降低颅内压。

腰大池引流的注意事项包括：

1. 保持引流管的固定通畅。

2. 注意观察引流液量、颜色、性状，集液袋入口处高于外耳道平面10～20cm为佳，或根据每天引流量及时调节高度，防止过度或快速引流，一般要求在240ml/24h以内，即10ml/h左右。

3. 观察穿刺处是否漏液感染，严格无菌技术，控制置管引流时间，定期留取脑脊液标本。

4. 注意观察患者有无引流过度出现低颅压，低颅压引起的头痛头晕以变换体位尤其是坐位时症状会加重。

三、留置胃管的注意事项有哪些？

1. 妥善固定胃管，保证胃管在合适的位置（一般在胃底部，大概45～55cm）。

2. 留置胃管时要确认胃管在胃内，有3种方法包括直接抽出胃液、听诊器听诊注气时有气过水声和将胃管末端置于水杯内无气泡逸出。

3. 如病情允许的情况下尽量将床头抬高30°，鼻饲后30分钟内避免翻身扣背吸痰等操作。

4. 严密观察患者有无胃液反流和误吸等情况，尤其是要注意评估有无隐性误吸，必要时可留置鼻十二指肠管。

5. 妥善固定胃管，预防与医疗器械相关的压力性溃疡。

四、气管切开患者的安全护理措施有哪些？

1. 妥善固定气管套管，以能纳入一指为宜。

2. 保证气囊压力在正常范围（25～30cm H_2O），有条件者每班监测气囊压力。

3. 病情允许的情况下，抬高床头30°，减少患者的误吸反流。

4. 严密观察患者生命体征变化，尤其是呼吸的频率、节律和深浅度，必要时监测血氧饱和度。

5. 严格无菌操作，及时雾化吸痰，预防吸入性肺炎的发生。

五、中心静脉导管（CVC）置管后的注意事项有哪些？

中心静脉导管（central venous catheter，CVC）置管后注意事项包括：

1. 严格无菌操作，做好导管维护，妥善固定导管，更换透明无菌敷料每周2～3次，发现污染敷料卷边者及时更换，对敷料过敏者改为灭菌纱布每2天更换1次。

2. 监测体温每日4~6次，严密观察穿刺点有无发红、脓性分泌物等感染征象，体温超过38.5℃要及时做血培养，排除血源性相关性导管感染，如确认导管感染应拔除。

3. 严格执行规范的脉冲式冲管和正压封管操作，预防导管堵塞。每班交接时抽回血确认导管是否通畅。

六、经外周静脉置入中心静脉导管（PICC）置管前如何做好健康教育？

经外周静脉置入中心静脉导管（peripherally inserted central catheter，PICC）置管前应做好如下健康教育：

1. 置管前应做好患者的全身评估，重点关注血管、出凝血时间和血小板情况。

2. 向患者解释清楚置管的目的是减少药物对外周血管的刺激，保护血管，预防静脉炎的发生；有效避免药物外渗导致局部皮肤红肿、坏死和感染；减少反复穿刺的痛苦。

3. 签订PICC置管同意书或拒绝书。

七、PICC置管过程中如何指导患者配合？

指导患者在置管过程中要全程处于放松状态，平静呼吸，按照操作者的要求外展胳膊，送管时根据要求头偏向穿刺侧或下颌尽量抵胸等，从而达到顺利置管的目的。

八、PICC置管后如何做好日常维护？

PICC置管后维护包括2个方面的维护：

1. 作为护理人员的日常维护

（1）严格无菌操作，做好导管换药观察等维护；

（2）规范的脉冲式冲和正压封管操作；

（3）推荐建议使用无针密闭接头。

2. 患者的日常维护

（1）保持局部皮肤清洁干燥；

（2）避免带管的一侧手臂提取重物；

（3）避免盆浴浸泡，淋浴前用塑料保鲜膜保护好导管，如有浸水及时更换；

（4）平时注意观察穿刺点有无异常，如有异常要及时到有资质的医院就诊。

九、留置套管针的注意事项有哪些？

1. 使用静脉留置针时，必须严格执行无菌技术操作规程。

2. 密切观察患者生命体征的变化及局部情况。每次输液前后，均应检查穿刺部位及静脉走行方向有无红肿，并询问患者有无疼痛与不适。如有异常情况，应及时拔除导管并作相应处理。对仍需输液者应更换肢体另行穿刺。

3. 对使用静脉留置针的肢体应妥善固定，尽量减少肢体的活动，避免被水沾湿。如需要洗脸或洗澡时应用塑料纸将局部包裹好。能下地活动的患者，静脉留置针避免保留于下肢，以免由于重力作用造成回血，堵塞导管。

4. 每次输液前先抽回血，再用无菌的生理盐水冲洗导管。如无回血，冲洗有阻力时，应考虑留置针导管堵管，此时应拔出静脉留置针，切记不能用注射器使劲推注，以免将凝固的血栓推进血管，造成栓塞。

十、留置尿管后如何预防导尿管相关尿路感染？

1. 进行导尿操作的时候要严格按照无菌操作原则进行，而且插管动作要轻柔，防止损伤尿道黏膜而引起局部组织水肿或出血，导致继发感染。

2. 每天用无菌棉球蘸碘伏清洁外阴和导尿管暴露在体外的部分，防止发生逆行感染。

3. 如果病情允许，患者应该尽量多喝些水，以增加尿量，从而起到冲洗的作用。最新循证依据表明膀胱冲洗不建议作为有效预防导尿管相关尿路感染操作推荐。

4. 尿袋中的尿液不要等到特别多的时候在放，应定时排出尿袋内的尿液，并记录患者尿量；更换尿袋的时候，也要遵从无菌操作，消毒导尿管与尿袋连接的部分后，才能进行更换，而且不能接触导尿管内壁。

5. 若患者病情好转，应尽快拔除尿管。日本学者有循证依据表明传统的间断夹闭开放尿管锻炼膀胱括约肌功能的做法，患者受益证据不足，而且定期夹管可能导致导尿管相关尿路感染率增加。建议在拔管前夹闭尿管至患者有强烈的尿意后直接拔管。

第四章　神经外科常见护理操作及护理措施

一、为什么神经外科患者要给予中高流量吸氧？

神经外科不管是开颅手术和脑外伤患者都会出现脑水肿的病理过程，一般 48～72h 为高峰期，一周后会逐渐消退。在脑水肿期大脑的耗氧量增加，静脉回流受阻，因此神经外科患者一般情况下需要给予中高流量吸氧，以保证大脑供氧需求。

二、为什么神经外科患者需要抬高床头 30°以上？

神经外科患者床头抬高 30°，有利于颅内静脉回流，减轻脑水肿，还能有效减少坠积性肺炎的发生。但对昏迷患者，宜同时取侧卧位或侧俯卧位，以免发生涎液或呕吐物误吸。

三、发热患者如何做好降温措施？

体表降温有利于降低脑的新陈代谢，减少脑组织耗氧量，防止脑水肿的发生和发展，对降低颅内压亦起一定作用。

1. 护理评估　体温，脉搏，呼吸，观察发热规律、特点及伴随症状，有无大量出汗、虚脱、抽搐、血压下降、神志改变等症状。

2. 护理措施

（1）休息与环境：高热期间卧床休息。保持室内空气新鲜，定时开窗通风，但注意勿使患者着凉。

（2）降温措施：①患者体温低于 39℃可通过提供合适的环境如加强通风、调整盖被来使患者感觉舒适。②患者体温高于 39℃时，给予物理降温或遵医嘱使用药物降温，采取任何降温措施后半小时观察疗效。

（3）饮食：发热期间给予高热量易消化饮食，保证足够热量。鼓励患者多进食、多吃水果、多饮水；保持大便通畅，保证每日液体入量达 3000ml 以上。

（4）口腔与皮肤护理：饮食前后漱口。高热患者在退热过程中往往大量出汗，应及时擦干汗液，更换衣被，保持全身皮肤的清洁，但要防止着凉。

（5）安全护理：高热患者有时会躁动不安、谵妄，应注意防止坠床、舌咬伤。必要时使用护栏、约束带固定患者。

（6）心理护理：注意患者的心理变化，及时疏导，保持患者心情愉快，处于接受治疗护理最佳状态。

3. 健康指导　针对患者的护理问题给予相应的健康教育。

在护理发热患者的时候还需要注意的是给予患者一定的知识宣教，比如说告知患者多饮水，还应该做好口腔护理，最需要注意的是定期观察体温状况，以便及时监测病情。

四、降温毯使用注意事项有哪些？

1. 保持降温毯放置位置正确，以放在患者整个背部为宜，背部和冰毯之间用床单相隔，保证降温效果。

2. 固定好温度传感器，如肛温传感器应用塑料薄膜包裹以免交叉感染。

3. 及时观察患者有无寒战并遵医嘱使用肌肉松弛药等药物减少寒战发生。

4. 做好皮肤护理，及时翻身（每 1～2 小时翻身 1 次），达到降温和治疗效果后及时撤离降温毯，以免发生皮肤冻伤和压疮。

5. 降温毯持续使用时间不超过 10 天为宜，时间过长可引起冻伤。

6. 降温期间根据医嘱进行肠内营养支持，保证机体营养需要，注意观察胃肠道反应。

五、口腔护理的注意事项有哪些？

1. 护士操作前后应当清点棉球数量。

2. 如患者有活动的义齿，应先取下再进行操作。

3. 对昏迷患者应当注意棉球干湿度，禁止漱口。

4. 操作动作应当轻柔，避免金属钳端碰到牙齿，损伤黏膜及牙龈，对凝血功能差的患者应当特别注意。

5. 擦洗时须用止血钳夹紧棉球，每次一个，防止棉球遗留在口腔内。

6. 使用开口器时，应从臼齿处放入。

六、神经外科哪些患者需要肠内营养？

中枢神经系统障碍、颅脑外伤等导致昏迷的患者、脑肿瘤术后有后组颅神经损伤的患者、气管切开的患者、躁动意识不清的患者以及由于吞咽困难等不能自主进食的患者。

七、肠内营养的管道选择有哪些要求？

1. 胃肠功能较好，仅需短期（小于 2 周）肠内营养支持者选用鼻胃管。

2. 胃肠功能较好，需长期（大于 2 周）肠内营养支持的患者选用胃造瘘。

3. 胃功能不良、误吸危险性较大需长期营养支持者选用经鼻肠管或空肠造瘘。

八、鼻饲的注意事项有哪些？

1. 确认管道的位置是否合适。

2. 把握好"四度"：食物的浓度和温度、进食的速度和床头的高度（摇高床头 30°）。

3. 鼻饲期间注意观察患者的临床表现，及时发现患者有无呛咳、呼吸急促或咳出类似营养液性状的胃内容物，如有上诉表现应立即停止输注，及时吸出口鼻腔和气道内分泌物，保持气道通畅。

4. 做好口腔护理（2～4 次/日），保持口腔清洁。

5. 及时观察和处理营养支持期间的并发症（腹泻、腹胀、便秘、堵管、脱管和误吸等）。

九、胃残余量的测定及临床意义是什么？

在每次输注营养液之前及每隔 4 小时进行 1 次胃残留量测定。其临床意义是：

1. 如果胃残留量小于 100ml，可继续维持原肠内营养的速度。

2. 如果胃残留量大于 100ml 小于 150ml，则减慢输注速度，2 小时后重新测定。

3. 如果胃残留量大于 150ml 则停止喂养，遵医嘱使用胃动力药，2 小时后再次测定。

十、雾化吸入的作用是什么？

1. 治疗呼吸道感染，消除炎症和水肿，解痉，稀化痰液，帮助祛痰。

2. 保持呼吸道通畅、湿化气道，预防和控制呼吸道感染，改善通气功能。麻醉清醒后鼓励并协助患者翻身 2 小时 1 次，同时拍打背部，促使痰液排出。痰液黏稠的患者雾化吸入，2～4 次/天，20 分钟/次，通过雾化稀释痰液，易于咳出。体弱不能有效咳嗽排痰者，给予导管吸痰，必要时行气管切开。有咽反射减弱或消失，可发生吞咽困难、咳嗽无力，患者主动排痰困难，需按时翻身、叩背，随时吸痰，定时做雾化吸入，防止呼吸道阻塞和肺炎的发生。

十一、药物过敏试验前后的注意事项有哪些？

过敏试验的注意事项：

1. 试验前详细询问患者的用药史，过敏史和家族过敏史。

2. 凡首次用药、停药三天后再用者，以及更换药物批号，均须按常规做过敏试验。

3. 必须准确配制试验液的浓度，注射量需准确，并在规定时间内观察试验结果。

4. 青霉素不宜局部用药，如冲洗伤口、滴眼、外敷等。也不宜鞘内给药。

5. 长效青霉素在每次注射前都应做皮内试验。

6. 青霉素试验液应现配，溶媒、注射器及针头应固定使用。

7. 青霉素过敏试验或注射前均应做好急救准备工作（备好盐酸肾上腺素和注射器等）。

8. 严密观察患者，首次注射后需观察 30 分钟以防迟缓反应发生，注意局部和全身反应，倾听患者主诉。

9. 试验结果阳性者禁止使用，同时报告医师，在医嘱单、病历及床头卡上醒目地注明青霉素过敏试验阳性反应，并告知患者及其家属。

十二、使用约束带的注意事项有哪些？

1. 严格掌握约束带的使用指征，维护患者的自尊。使用前应向患者及其家属解释使用约束带的目的、配合要点及注意事项，以取得理解、支持和配合。

2. 约束带只能短期使用，使用时将患者肢体置于功能位置，并协助患者定时更换卧位，以保证患者安全和舒适。

3. 使用约束带时，带下必须放置衬垫，松紧适宜，以能伸入 1～2 个手指为宜。约束期间，每 15～30 分钟观察 1 次受约束部位的血液循环，每 2 小时松解 1 次，必要时行局部按摩，以促进血液循环。

4. 记录患者使用保护具的原因、时间、每次观察的结果、相应的护理措施、解除约束的时间。

十三、哪些患者需要轴线翻身？

高颈段肿瘤手术后、颅骨牵引、脊椎损伤、脊椎手术及髋关节术后的患者都需要轴线翻身。

十四、轴线翻身的注意事项有哪些？

患者有颈椎损伤时，三位护士站于患者同侧，将患者双手交叉放于胸前，平移至操作者同侧床旁，一操作者固定患者头部，沿纵轴向上略加牵引；第二操作者将双手分别置于其肩部、腰部；第三操作者将双手分别置于患者腰部、臀部，使头、颈、肩、腰、髋部保持在同一水平线上。三人同时用力，翻转时，保持脊柱平直至侧卧位翻身角度不超过 60°。患者无颈椎损伤时，可由两位操作者完成轴线翻身。

具体注意事项如下：

1. 翻转患者时，应注意保持脊椎平直，以维持脊柱正常生理弯度，避免由于躯干扭曲加重脊柱骨折、脊髓损伤和关节脱位，翻身角度不可超过 60°，避免由于脊柱负重增大而引起关节突骨折。

2. 患者有颈椎损伤时，勿扭曲或旋转患者头部，以免加重神经损伤引起呼吸肌麻痹而死亡。

3. 为手术后患者翻身时，应检查敷料有无脱落，如分泌物浸润敷料，应先更换再翻身。

4. 颈椎和颅骨牵引的患者，翻身时不放松牵引。

5. 石膏固定或伤口较大的患者，翻身后应将患处放于适当的位置，防止受压。

6. 翻身时注意为患者保暖并防止坠床，避免拖拉，保护局部皮肤。

7. 准确记录翻身时间。

十五、哪些患者术后需要佩戴颈托？

1. 高颈段肿瘤手术后。

2. 颈椎间盘突出症。

3. 脊髓和神经根型颈椎病。

4. 颈椎椎体肿瘤和炎症。

5. 发性颈椎病或因外伤诱发，造成四肢瘫痪。

十六、佩戴颈托的注意事项有哪些？

1. 不是所有的颈椎病患者都可以佩戴颈托。由于神经根或者脊髓受到压迫和刺激导致的神经根型颈椎病和脊髓型颈椎病的患者，佩戴颈托可以起到限制活动和牵引的作用，减轻局部疼痛和神经根受刺激的状况，以及因颈椎的异常活动所引起的交感神经受刺激，也就是颈椎不稳引起症状的交感型颈椎病，用颈托也可以起到限制活动的作用。

2. 持续佩戴。对于医师嘱咐需要佩戴颈托的颈椎病患者而言，必须严格佩戴颈托，不要怕难看，不要怕麻烦，三天打鱼，两天晒网是起不到治疗作用的。

3. 颈托需选择合适的种类和尺寸。对于患者而言，颈托的种类和尺寸极为重要，因此，在选择颈托时需要咨询专科医师。

4. 注意佩戴的时间。颈托不能久带，否则会产生依赖，且容易造成颈部肌肉失用性力弱和萎缩。方法：使受伤者呈仰卧后，医务人员首先要小心地将其颈部置于正中位，即头部仰至嘴角和耳垂的连线与地面垂直，鼻尖与肚脐呈一直线；医务人员用手指度量受伤者由下颌骨角下方到锁骨的距离，然后选择适合受伤者的颈托；将颈托小心地穿入后颈，然后慢慢将下颌垫小圆点与受伤者的下颌吻合；小心绑紧颈托，注意避免移动受伤者的头颈和脊椎。

5. 移动受伤者头至正中位时，如遇到阻力或受伤者感到疼痛时，应立即停止移动；固定之后，在进行搬运等其他动作时，仍应该经常留意受伤者颈部的姿势是否保持正中位。

十七、卧床患者翻身拍背的意义、方法及注意事项有哪些？

意义：协助不能自行移动的患者更换卧位，减轻局部组织的压力和卧床并发症的发生，保持患者舒适。

方法及注意事项：

1. 根据患者的病情、治疗、意识状态、肢体活动能力、年龄、体重、有无进行手术治疗、有无引流管和其他导管、有无脊柱疾病、有无骨折和牵引等情况，决定协助患者翻身的频率、体位、方式，选择合适的翻身工具、皮肤减压用具和卧位支撑工具等。

（1）颅脑手术患者，应采取健侧卧位或平卧位，头部不可剧烈翻动。

（2）有牵引的患者，翻身时应有专人维持牵引。

（3）脊椎受损或手术的患者采取轴线翻身法翻身。

（4）髋关节置换术后患者翻身时应有专人固定患肢，协助与躯体一起翻身。

2. 告知患者及家属翻身的目的、方法和必要的配合。

3. 翻身前检查伤口敷料，渗血、渗液多时，应先更换后翻身。

4. 翻身前妥善放置患者手足，防止翻身过程肢体扭曲、关节脱位或骨折。

5. 翻身前先将引流管预留一定的长度。

6. 翻身前放低床头，上好对侧床栏，防止患者坠床。

7. 确保患者安全，翻身前固定床脚刹车，按引流管护理规范处理各引流管。规范处理呼吸机管道以及输液管等。

8. 翻身时先察看患者伤口。翻身过程中注意患者安全，操作中避免拖拉，保护患者局部皮肤不被擦伤。

9. 翻身后检查各引流管和导管固定和通畅情况，肢体处于良肢位、使用适当的支撑物，如枕头、沙袋等维持翻身后的卧位。

10. 密切观察病情，发现异常状况及时报告和处理。

11. 必要时记录。

十八、膀胱冲洗的目的及注意事项有哪些？

1. 膀胱冲洗的目的

（1）清洁膀胱，使尿液引流通畅。

（2）治疗某些膀胱疾病，如膀胱炎。

（3）泌尿外科的术前准备和术后护理。

2. 膀胱冲洗的注意事项

（1）严格无菌操作，防止医源性感染。

（2）寒冷气候，冲洗液应加温至38～40℃，以防冷刺激膀胱。

（3）冲洗时，注意观察引流液性状，出现鲜血、导管堵塞或患者感到剧痛不适等情况，应立即停止冲洗，报告医师。

十九、卧床患者如何保持大便通畅？

长期卧床，因为胃肠道蠕动能力低下，可以多吃新鲜蔬菜和水果等高纤维素食物促进肠道蠕动保持大便通畅，适量喝水或饮用蜂蜜水、大枣、芝麻和胡桃等，有润肺通便作用。可遵医嘱适量服用缓泻剂如麻仁软、番泻叶等，或使用开塞露、甘油灌肠等。

二十、便秘患者如何配合灌肠？

灌肠时患者尽量取左侧卧位，肛门放松，当肛管插入肛门后患者应尽量憋住。灌肠过程中，患者如有便意，指导患者做深呼吸，液体灌入患者肠内后，应尽量让其保留5～10分钟再上厕所排泄。灌肠时不必紧张，心理越放松，不适感越小。指导患者如有心慌、气促等不适症状，立即平卧，停止灌肠，避免意外发生。

二十一、卧床患者如何预防压疮？

控制压疮发生的关键是预防，预防压疮的关键是祛除病因。对危重和长期卧床等易发生压疮的患者，应经常观察受压皮肤情况，严格交接班，以有效的护理措施预防和杜绝压疮发生。因此，要做到七勤，即勤交班、勤观察、勤翻身、勤按摩、勤擦洗、勤整理、勤更换。交接班时，严格细致地交接局部皮肤情况及护理措施落实情况。

1. 避免局部组织长期受压

（1）定时翻身，鼓励和协助患者更换体位，间歇性解除局部组织承受的压力，使骨隆突处轮流承受身体重量。翻身的间隔时间视病情及受压处皮肤状况及时调整，一般每2小时翻身1次，必要时1小时翻身1次，最长不超过4小时，建立床头翻身记录卡并记录于护理记录单。翻身时，应尽量将患者身体抬起，避免拖、拉、推等动作，以防擦伤皮肤；有条件的，可使用电动翻身床帮助患者变换各种卧位。

（2）保护骨隆突处和支持身体空隙处。患者体位安置妥当后，可在身体空隙处垫软垫、海绵垫，必要时可垫气垫褥、水褥等，使支撑体重的面积加大，从而降低骨隆突处皮肤所受到的压力。有条件时，还可用羊皮垫，因其具有抵抗剪切力及高度吸收水蒸气的性能，适用于长期卧床患者。值得注意的是，即使用这些垫褥，仍须经常变换卧位，因为压力虽减小，但受压时间过长，仍可阻断血流而导致组织损伤。也可在易受压的骨隆突处使用减压贴，使用时减压贴无泡沫的范围比需要保护的范围略大1.5～2.0cm，减压贴的泡沫厚度减至原有的一半时需要更换。

（3）正确使用石膏、绷带、夹板。固定使用石膏、绷带、夹板、牵引的患者，衬垫应平整、柔软、位置合适，尤其要注意骨骼突起部位的衬垫，应仔细观察局部皮肤和肢端皮肤颜色的变化情况，认真听取患者反应，一旦发现石膏绷带凹凸不平或过紧，应立即通知医师，及时调整。

（4）避免摩擦力和剪切力的作用。患者半坐卧位时，为防止身体下滑，可在足底部放木垫；长期坐椅时，应适当约束，防止身体下滑。为患者翻身、更换床单和衣服时，避免拖、拉、推的动作。

2. 避免局部不良因素的刺激

（1）保持皮肤清洁干燥，大小便失禁、出汗、呕吐及分泌物多者，应及时洗净擦干，以保护皮肤免受刺激；不可让患者直接卧于橡胶单上；要勤更换尿布。

（2）被服污染应及时更换，床单松散及时整理，保持清洁、干燥、平整、无碎屑。

（3）便器应无破损，使用时抬起患者腰骶部，避免强塞硬拉。必要时可在便器边缘垫上纸或柔软的布垫，以免擦伤皮肤。

3. 促进局部血液循环

4. 促进肢体血液循环 对长期卧床的患者，每天进行全范围关节运动，维持关节活动性和肌张力，促进肢体血液循环，减少压疮的发生。对易发生压疮的患者，应经常为其温水拭浴，定时用50%乙醇进行局部或全背按摩，达到促进血液循环、改善局部营养、增强皮肤抵抗力的目的。但是，对于因受压而出现反应性充血的皮肤组织不主张按摩。如果皮肤受压时间较短，变换体位后一般可在 30～40 分钟恢复，不会使软组织损伤形成压疮，所以无需按摩；如果持续发红，则表明软组织已受损伤，此时按摩将导致更严重的创伤。

（1）局部按摩：蘸少许 50%乙醇，用手掌大小鱼际紧贴皮肤，做压力均匀的环形按摩，压力由轻至重，再由重至轻，每次按摩 3～5 分钟。

（2）全背按摩：协助患者侧卧或俯卧，露出背部，先用温水擦洗。操作者以两手掌蘸少许 50%乙醇，从患者骶尾部开始，用大小鱼际紧贴皮肤以环行动作沿脊柱两侧向上按摩，至肩部时转向下至腰部按摩后，手再轻轻滑至臀部及尾骨处。如此反复有节奏地按摩数次，再用右手拇指指腹蘸50%乙醇沿脊柱按摩至第 7 颈椎处。也可采用按法、摩法、捏法、叩击法等按摩皮肤，力度以到皮肤发红为准，3～5 分钟/次。

（3）电动按摩：电动按摩器是依靠电磁作用，引导按摩头振动，以取代各种手法按摩。按摩者手持按摩器，根据不同部位选择振动频率，按摩头紧贴皮肤，不断来回按摩，每个部位 3～5 分钟。

5. 增进全身营养 营养不良是导致压疮的原因之一，又可影响压疮愈合。对易出现压疮的患者，在病情允许情况下给予高蛋白、高维生素饮食，以增强机体抵抗力和组织修复能力。另外，适当补充矿物质，如口服硫酸锌，可促进慢性溃疡愈合。对不能进食的患者，可用鼻饲、静脉补液等方法。

6. 健康教育 向患者及其家属讲解压疮发生、发展及预防和护理的要点，使之能重视压疮预防工作。教会患者预防压疮的方法如定时翻身，保持身体和床单位的整洁，经常检查受压皮肤情况，能用简单的方法如用软枕垫在身体空隙处等。

二十二、肛周湿疹患者如何进行皮肤护理？

1. 一般护理 每次排便后用温水或非刺激性清洗剂清洗肛周皮肤并保持干燥。必要时监测大便排泄情况，掌握排便规律，定时给予便盆，促进患者按时自己排便；定时应用导泻栓剂或灌肠，以刺激定时排便；指导患者进行肛门括约肌及盆底部肌肉收缩锻炼，皮肤破损创面使用生理盐水清洁后，粘贴超薄型水胶体敷料或超薄型泡沫敷料促进愈合，2～3 天更换敷料 1 次。渗出或出血的部位也可考虑使用含氧化锌成分的制剂，3 次/天，或大便污染时用。使用氧化锌糊剂时，无需将残留氧化锌糊彻底清洗干净，将黏附的大便洗净覆盖新的药膏即可。配合穿着纸尿片或纸尿裤，保持皮肤干爽和避免渗漏，避免尿液或大便的再次刺激。水样便患者可粘贴一件式造口袋或肛门留置肛管或大便失禁套件收集粪便（肛门括约肌松弛者不宜使用）；糊状便患者可粘贴一件式造口袋或大便失禁套件收集粪便。男性尿失禁患者使用新生婴儿纸尿裤套入阴茎（阴茎>3cm 者，根据阴茎周径大小剪好开口，开口周围的散边以胶带包裹固定），包裹阴囊和尿道（阴茎<3cm 者）收集尿液。使用此方法患者必须穿上内裤或弹力裤固定。

2. 重度失禁性皮炎的护理 皮肤破损创面渗液多，大便失禁患者难以粘贴造口袋来收集粪便，水样便患者可于肛门留置肛管或大便失禁套件收集粪水。糊状便患者可使用大便失禁套件收集粪便或使用纸尿片或穿着纸尿裤，使用纸尿片或穿着纸尿裤者必须密切留意患者排便情况，一旦排泄及时清洁并更换；尿失禁患者应留置导尿管，直至皮肤损伤创面愈合。皮肤破损创面内层敷料（可选择藻酸钙或亲水性纤维敷料）+外层敷料（超薄型水胶体敷料或超薄型泡沫敷料）促进愈合，根据渗漏情况更换敷料。

3. 合并真菌性皮疹 除对相应的失禁性皮炎处理外，尚需使用抗真菌制剂类固醇类、抗感染类药，但不作为常规使用。局部抗生素不可作为治疗失禁性皮炎的常规用药,护理超过 2 周仍未有明显的效果时应重新评估。必要时转介给皮肤科医生进一步诊治。

4. 评估和记录　做好各级失禁性皮炎处理效果的评估，并做好记录和交接班。

二十三、卧床患者如何预防深静脉血栓（DVT）？

检查、治疗时间过长时，嘱患者主动进行下肢踝泵、股四头肌运动，或协助进行下肢运动，预防深静脉血栓（deep vein thrombosis，DVT）发生。

1. 一般预防

（1）适当的体位：经常采取直立体位是最常用和最有效的措施。对于可以自主坐和站的患者，要鼓励患者每天多次采取坐和站立的体位。如果患者因为病情因素不能独立坐和站，例如脊柱骨折和脊髓损伤患者，也可以采取摇高床头，靠坐在床上的方式。

（2）适当饮水和补充液体。

（3）长期卧床患者适当肢体活动，主动活动足和趾、多做深呼吸及咳嗽动作等。

（4）手术后及时翻身拍背、按摩下肢，早下床活动。

（5）邻近四肢或盆腔静脉周围的操作应轻巧，避免静脉内膜损伤。

2. 机械物理预防方法

（1）间歇性腿部充气压迫法：走动时小腿肌肉收缩有助于腿部静脉血回流，当因各种原因使下肢制动时，腿部静脉血流速减慢，为血栓形成创造了有利条件。在患者手术或卧床时，用充气带绑缚患者小腿，间歇充气压迫小腿肌肉，能使下肢静脉血流速度加快，从而起到预防血栓的作用，此法尤其适合抗凝禁忌的患者，但下肢缺血患者应慎用。

（2）阶梯压差性弹力袜：穿有阶梯压差的弹力袜，对预防下肢DVT也有一定的作用，其原理尚不清楚，可能与其加速下肢静脉回流有关。该方法简便、安全，适用于有轻度血栓形成倾向患者，或配合其他预防措施，提高预防有效性。与间歇性充气压迫法一样，对下肢缺血患者应慎用。

3. 高危患者可药物预防　低分子量肝素、口服抗凝药、抗血小板药物等。

二十四、使用抗血栓压力带的注意事项是什么？

1. 对患者使用弹力袜的评估　医护人员应详细询问患者病史、全身疾病情况，并仔细检查患腿，寻找患腿的压力点、易脆处、开放性切口、皮疹等，以便评估可否使用弹力袜以及使用中如何护理。使用弹力袜时选择合适的尺寸及压力，首先要掌握患者使用弹力袜的强度和长度，精确的尺寸测量是使用弹力袜的先决条件，弹力袜有低中高3种压力、2种基本长度、27种不同大小的规格，为保证患者的安全，医护人员有职责为患者选择合适的弹力袜，这对维持压力梯度也是非常必要的。

2. 使用医用弹力袜的注意事项　医护人员应仔细询问并检查患者腿脚有无感染及皮下组织炎症，急性期如脓肿、疖、丹毒在压力作用下可引起剧痛，皮肤疾患如湿疹、霉菌感染、静脉溃疡应在完全治愈后使用。一般弹力袜脚踝最小周长19cm以上，患者踝部周径＜8cm时不适合使用。

3. 掌握正确的穿脱弹力袜方法　穿弹力袜应在早晨起床之前。准备穿袜子时，注意使患者的腿保持干燥，必要时可涂少量滑石粉。将弹力袜从袜口卷到足趾处，手掌撑开弹力袜，抓住趾洞（许多医用弹力袜在脚趾头或脚背、脚底处有洞以便检查循环情况），尽量使足趾深入袜卷，然后以拇指为引导向上拉起弹力袜，穿着时必须无皱褶，可轻轻牵拉弹力袜的脚尖部分，以保持脚趾良好的活动性。夜间休息时从顶部开始，慢而稳地把弹力袜脱下，绝对不可穿着睡觉。勤剪指甲，预防脚后跟皮肤皲裂，避免刮伤弹力袜，医护人员为患者穿弹力袜时戴上橡皮手套更好。弹力袜不能与洗液、软膏、含毛脂或汽油接触，避免损坏弹力袜。

4. 治疗期间患者的注意事项

（1）记录弹力袜的长度和大小，应用日期和时间，治疗前腿部状况，每4小时或根据需要监测脚趾循环，如果有水肿，根据需要频繁监测。

（2）检查弹力袜的突出或歪曲部分，注意不要打褶。如果有骨突起或残疾需要支持可用垫子，不过垫子可影响压力梯度，增加组织的危险，在必要时才可使用，并应监测垫区，密切观察并发症的体征。

（3）记录腿部的颜色、感觉、肿胀、湿度和患者运动能力、主诉、对治疗的忍耐度，发现异常及时报告医师。

（4）医用弹力袜在下肢静脉曲张的治疗中起到药物和手术不能起到的作用，已广泛应用于临床，需要经验丰富的医护人员进行持续观察和仔细评估，以防止使用弹力袜治疗的患者发生严重并发症。

二十五、下肢 DVT 形成后应注意什么？

1. 抬高患侧 20°～30°，不要在腘窝和小腿下单独垫枕，以免影响下肢静脉回流。

2. 下肢深静脉一旦血栓形成，患者应卧床休息，减少因走动使血栓脱落而发生肺栓塞的机会，切忌按摩挤压肿胀下肢。患肢抬高使之超过心脏平面，有利于血液回流，促使肿胀消退。卧床时间一般在 2 周左右；

3. 2 周后，穿阶梯压差性弹力袜或用弹力绷带包扎患肢，可加快组织消肿，减轻症状。

4. 注意观察 DVT 的早期表现并采取积极措施，可以有效预防并阻止病变进展。观察要点包括：肢体的皮肤温度、色泽、弹性；肢体的围度和压痛；患者的感觉异常。DVT 早期的肿胀往往表现为弥散性肢体肿胀，张力较高，皮肤温度可增高，有压痛，肿胀由肢体远端向近端逐步发展。

二十六、DVT 最严重的并发症是什么？

抗凝溶栓治疗中的出血和肺栓塞是最严重的并发症，其他并发症危害较小，采取各种措施可避免和减少并发症发生，同时也要及时发现和处理并发症。

二十七、如何预防足下垂？

足下垂是高位中枢神经损伤所致的运动障碍。脑卒中引起上运动神经元损害，受损神经元所支配肌群出现异常运动模式，小腿后部肌群表现为痉挛性瘫痪，严重或长期持续痉挛可使该肌群张力大于前侧拮抗肌，导致足下垂及足内翻。具体的预防措施有：

1. 卧床期 保持肢体功能位，不能让足悬空。改换体位，2 小时更换一遍，卧床时调整下肢保持轻度屈曲位。在足部置放软垫，平卧时患侧髋、膝屈曲，并使足踏与软垫上，使其蹬实；侧卧位时患侧足下应垫软垫，背部要有依靠，偏瘫侧的膝下垫起，以保持下肢处于功能体位，保证偏瘫下肢不外旋。睡眠时可采取布鞋疗法，即将患侧的布鞋垂直固定于患者的床栏杆上，每晚临睡时将患侧的足放进鞋内，每 2～3 小时从鞋内脱出一阵进行按摩。

2. 四肢运动 瘫痪侧的上、下肢各关节做被动屈伸运动，对足关节行背屈运动，每天做 2 次，每套动作 15 次。为促进瘫痪侧的被动运动，健侧自动运动也做同样的运作，如果被动运动不够充分，可运用健侧带动患侧做被动运动。

3. 离床期 轮椅乘车训练。过了急性期，经医师许可，开始作轮椅乘车训练，每日 1 次，1 次 5 分钟，如果坐轮椅稳定可延长时间，增加次数。坐轮椅时两脚必须放在踏板上，考虑到患者安全，须用安全带固定躯干，颈部不能保持稳定的患者，可使用设有床的轮椅。

4. 坐位训练 以能坐轮椅的患者为对象，每天进行 2 次训练，此时脚底要着轮椅踏板，保持功能体位。

5. 步行期 坐轮椅或是坐位时足底着地面做背屈训练。将 5～6cm 的海绵放在足底与地面之间，进行背屈训练，10 次为 1 套，一日 2 次。

二十八、如何做好手卫生？

手卫生是预防和控制医院感染、保障患者和医务人员安全最重要、最简单、最有效、最经济的措施。但是在日常诊疗工作中，医务人员的手卫生情况依然不容乐观，常成为导致医院感染的主要媒介，需做好以下措施：

1. 改善手卫生设施 改固体肥皂为抗菌皂液，制定严格的皂液盛装容器清洗消毒流程，保证皂液清洁。为防止洗手后干手过程发生再次污染，将临床科室触摸式水龙头替换为感应式水龙头，改公用大毛巾为一次性擦手纸巾。在手上无可见污物时，使用快速手消毒剂进行手消毒较流动水洗手更为方便、经济。

2. 建章立制　有效的监督对于确保手卫生制度的落实非常重要。为了使医务人员改变不注意手卫生的不良习惯，自觉执行手卫生制度，每年进行手卫生执行情况专项监督检查，并将该内容纳入科室质量考评指标以增加临床重视程度。对于前 2 次检查不合格的科室，书面通知，提醒但不扣罚；对于屡犯错误、3 次不达标者，则严格按规定进行扣罚。通过加强以上内部监督反馈措施，医务人员手卫生依从性得到持续有效提高。外部监督机制，将医务人员手卫生执行情况纳入《患者满意度调查表》的考核内容，在患者出院时由纪检人员收集相关信息，汇总统计后反馈临床科室和感控部门。

3. 干预患者手卫生　在感染传播过程中，无论是医务人员还是患者及其家属或陪护人员的手，都是接触细菌最多的部位，也是医院感染传播的重要媒介。从患者入院时，健康教育护士就对患者及其家属、陪护人员开展手卫生的行为教育与培训，鼓励他们洗手。

4. 有效降低医院感染发生　通过一系列综合措施循序渐进地推动手卫生活动，并且通过手卫生提高了医务人员对医院感染控制工作的重视，随着时间推移，习惯成自然，洗手率持续提高。手卫生是防止医院感染最重要的手段，而影响手卫生的因素是多方面、多层次的。要切实提高医务人员手卫生依从性，院领导的支持重视是基本前提，手卫生设施的改善是可靠的物质保证，全方位的培训是强大的推动器，规章制度的落实是成功的关键，良好的监督机制是必不可少的工具，对患者的教育和干预是有益的补充。

二十九、哪些情况下应执行手卫生？

重点注重手卫生 5 个时刻：

1. 接触患者前。

2. 进行无菌操作前。

3. 体液暴露后。

4. 接触患者后。

5. 接触患者周围环境后。

三十、如何做好床边隔离？

1. 做好床边隔离的措施主要包括以下事项，比如不同的病种最好分室诊治，而同居一室的须做好隔离措施，床头悬挂病种标志，将病床移置于不易接触处，防止患者与他人相互接触，床间距离少于 1.5m 者应以屏风分隔，床边或门外应放手消毒液盆及隔离衣架。食具、便器、体温表、听诊器应专用，呕吐物、排泄物均应消毒。工作人员接触患者应穿隔离衣，接触后消毒双手。

2. 患者转出后，病室应通风换气，病床附属设备及用品、附近地面及 2m 以下墙壁，均须消毒。

3. 通知主管医师及时检查患者，及时用药，让患者感到被医务人员所重视，建立起和谐的医患、护患关系。

4. 重视对患者、家属的指导工作，患者出院后健康的维持需要其家属积极配合，让家属掌握相关科普卫生知识，在生活和心理上关心患者，减少患者的心理不适感，提高社会适应能力。

三十一、特殊感染患者如何做好垃圾分类？

特殊感染患者的垃圾种类根据《医疗废物分类目录》，主要包括：

1. 感染性废物　携带病原微生物具有引发感染性疾病传播危险的医疗废物。

（1）被患者血液、体液、排泄物污染的物品，包括：①棉球、棉签、引流棉条、纱布及其他各种敷料；②使用后的一次性使用卫生用品、一次性使用医疗用品及一次性医疗器械；③废弃的被服；

④其他被患者血液、体液、排泄物污染的物品。

（2）医疗机构收治的隔离传染病患者或者疑似传染病患者产生的生活垃圾。

（3）病原体的培养基、各种废弃的医学标本和菌种、毒种保存液。

（4）废弃的血液、血清。

2. 病理性废物　诊疗过程中产生的人体废弃物和医学实验动物尸体等。

（1）手术及其他诊疗过程中产生的废弃人体组织、器官等。

（2）医学实验动物的组织、尸体。

（3）病理切片后废弃人体组织、病理蜡块等。

3. 损伤性废物　能够刺伤或者割伤人体的废弃医用锐器。

（1）医用针头、缝合针。

（2）各类医用锐器，包括解剖刀、手术刀、备皮刀、手术锯等。

（3）载玻片、玻璃试管、玻璃安瓿等。

4. 药物性废物　过期、淘汰、变质或者被污染的废弃药品。

（1）废弃的一般性药品，如抗生素、非处方类药品等。

（2）废弃的细胞毒性药物和遗传毒性药物，包括：①致癌性药物，如硫唑嘌呤、苯丁酸氮芥、萘氮芥、环孢霉素、环磷酰胺、苯丙胺酸氮芥、司莫司汀、三苯氧胺、噻替哌等；②可疑致癌性药物，如：顺铂、丝裂霉素、阿霉素、苯巴比妥等；③免疫抑制剂。

（3）废弃的疫苗、血液制品等。

5. 化学性废物　具有毒性、腐蚀性、易燃易爆性的废弃化学物品。

（1）医学影像室、实验室废弃的化学试剂。

（2）废弃的过氧乙酸、戊二醛等化学消毒剂。

（3）废弃的汞血压计、汞温度计。

第五章　神经外科疾病诊断及检查

一、与神经系统病变相关的主要定位诊断有哪些？

定位诊断主要依据神经系统检查所获得的阳性体征，运用神经解剖生理知识来确定的。首发症状常常启示病变的主要部位，也有助于说明病变的性质。症状的演变过程可说明病变扩展的方式和范围。

1. 额叶（frontal lobe）病变　主要引起随意运动、言语以及精神方面的障碍。

（1）额叶前部病变以精神障碍为主，表现为记忆力和注意力减退，表情淡漠，反应迟钝，缺乏始动性和内省力思维以及综合能力下降，故呈现痴呆和人格改变，可有欣快或易激怒表现。

（2）可产生对侧肢体共济失调，步态不稳，这是由于影响了额叶脑桥小脑径路的额桥束纤维，多无眼球震颤。额叶前部的病变早期症状往往不明显。

（3）额中回后部有侧视中枢，受损时引起两眼向病灶侧同向斜视，刺激性病变时则向病灶对侧斜视。

（4）额叶后部受损可产生对侧上肢强握与摸索反射。

（5）中央前回（precentral gyrus）处皮质为运动中枢，刺激性病灶产生对侧上肢、下肢或面部的抽搐（Jackson 癫痫），也可出现癫痫发作。破坏性病灶多引起单瘫，中央前回上部受损产生下肢瘫痪；下部受损引起上肢瘫及面瘫。

（6）旁中央小叶（paracentral lobus）损害产生痉挛性截瘫、尿潴留和感觉障碍。

（7）左侧半球（优势半球，dominant-hemisphere）受损产生运动性失语（Broca 失语）。言语中枢在左侧半球，部分左利手者则在右侧，习惯上称大脑左侧半球为优势半球，近代生理学认为左侧大脑半球在言语、逻辑思维、分析、计算方面起重要作用，右侧为认识、音乐、美术、综合能力、空间形状的高级中枢。

2. 顶叶（parietal lobe）病变　中央后回（postcentral gyrus）为皮质感觉中枢，故受损以感觉障碍为主。

（1）感觉障碍：①感觉性癫痫发作。刺激病灶时，患者神志清楚，病变对侧某部肢体或半身麻木、刺疼，并按一定方式扩散，然后终止或出现肌肉抽搐，甚至出现癫痫发作。②皮质感觉障碍（破坏性病灶）。

（2）体象障碍：尤其右侧顶叶病变，常见的有偏瘫无知症、失肢体感、幻多肢症。

（3）Gerstmann 综合征：此征有计算不能、书写不能、不能识别手指、左右认识不能等症状。

（4）同向下象限偏盲。

3. 颞叶（temporal lobe）病变　以听力及嗅觉障碍为主。

（1）一侧颞上回后部听觉中枢受损时常无听觉障碍，或为双侧听力减退。

（2）精神运动性癫痫与颞叶癫痫几乎是同义词。钩回发作是颞叶癫痫的典型表现，发作时患者突然嗅到或尝到一种异样的恶臭或怪味，也可有自动症、梦游、精神行为异常。

（3）幻觉。

（4）感觉性失语，也可为命名性失语。

4. 枕叶（occipital lobe）　主要引起视觉障碍。

（1）枕叶病变主要引起视觉障碍，特征为同向偏盲而中心视力不受影响。

（2）刺激病灶引起幻视性癫痫（闪光、暗影、色彩等）。

（3）视觉失认。

5. 边缘系统（limbic system）　损害时出现情绪症状、记忆丧失、意识障碍、幻觉（嗅、味、视、听）、行为异常、智能障碍等精神症状，如单纯疱疹性脑炎。

6. 大多数内囊（internal capsule） 病变只损害运动系统，系锥体束病变所至，因锥体束位于内囊膝部及后肢前部，相当于内囊的中心区域，故较易受损，患者只表现对侧半身瘫痪，而无感觉障碍。如病变向后扩展而累及感觉纤维时，则合并对侧半身的感觉障碍。如内囊后肢后部发生病变时，则产生对侧半身感觉障碍、同向偏盲、对侧轻度听觉障碍。

二、CT 检查有什么临床意义?

电子计算机断层扫描（computer tomography，CT），是利用精确准直的 X 线束，与灵敏度极高的探测器一同围绕人体头部作一个接一个的断面扫描，具有扫描时间快，图像清晰等特点，可用于多种疾病的检查和诊断，如脑出血、脑梗死、动脉瘤、血管畸形、各种肿瘤、外伤、出血、骨折、先天畸形等。

三、MRI 检查与 CT 有何不同?

CT 和磁共振成像（magnetic resonance imaging，MRI）都能看到头颅内的部分情况，但具体内容还是有区别的。CT 是以 X 线为主的检查，故有一定放射性。CT 对颅骨及出血、脑积水等较为敏感。与 CT 相比，MRI 图像更加清晰，对人体没有放射性损害，适合任何年龄段的患者检查，在脑血管、脑肿瘤、炎症、变性病、先天畸形等疾病的辅助诊断上应用更加广泛。

四、MRI 检查前后的注意事项有哪些?

MRI 是利用磁共振原理，通过外加梯度磁场检测所发射出的电磁波，据此可以绘制成物体内部的结构图像。由于强磁场的原因，MRI 对诸如体内有磁金属或起搏器的特殊患者却不能适用，另外 MRI 运行过程中产生的各种噪声，可能使某些患者听力受到损伤。因此行 MRI 检查时应注意：

1. 检查前要除去身上所有的金属物品，如发卡、首饰、手机等，女性内衣带有金属扣的也要除去，最好更换检查专用衣服。

2. 行动不便患者使用的转运工具不得入内。

3. 安装有心脏起搏器、人工角膜、人工瓣膜者，或体内置入过铁磁性物质的，均不适合做此项检查。如果必须做也必须经医师同意并进行处理（如进行盆腔检查，应去掉金属节育器）。

4. 扫描时要保持呼吸平顺，使躯体保持静息状态。对活动不配合者，根据医嘱适当给予镇定药。

5. 检查时要用棉球填塞双耳，用以减轻噪音对听力的影响。

6. 检查空间密闭、光线昏暗，应提前说明以减轻患者的恐惧心理。早期妊娠必须在检查前登记时提前声明，以防意外事故发生。

五、MRI 检查的临床意义是什么?

MRI 在神经系统包括脑和脊髓检查中的应用价值最高，尤其是对颅颈交界部位病变的显示。除对颅骨骨折和颅内急性出血不敏感外，对脑脱髓鞘疾病、早期脑梗死、脑与脊髓肿瘤、脊髓先天性异常与脊髓空洞症的诊断价值较高。

六、PET-CT 检查前后的注意事项有哪些?

1. PET-CT（正电子发射电子计算机断层扫描）**检查前注意事项**

（1）检查前 6 小时开始禁食、禁饮含糖饮料和禁静脉滴注葡萄糖液，可饮用少量清水；糖尿病患者正常用降糖药，以免因血糖过高而影响检查时间及效果。

（2）在检查前 24 小时不要喝酒、不要做剧烈运动、不要长时间运动，最好保证清淡饮食。

（3）携带好自己的相关资料，如 CT 片、磁共振片、B 超、病理报告、肿瘤标志物等各种检验报告。

（4）显像检查进行前，被检者在注射显像药物后应保持安静、不要走动，尽量避免与人交谈，可以饮用少量清水。

2. PET-CT 检查后注意事项

（1）完成检查之后不要着急离开，由于可能需要做延迟显象，因此等医师确认完成后再离开。

（2）检查结束后多喝水，促进显像剂成分排出体内。

（3）若有特殊不适及时向医护人员反应。

七、何谓 CTA？CTA 检查前后的注意事项有哪些？

CT 血管造影（CT angiography，CTA）是将 CT 增强技术与薄层、大范围、快速扫描技术相结合，通过合理的后处理，清晰显示全身各部位血管细节，具有无创和操作简便的特点，对血管变异、血管疾病以及显示病变和血管关系有重要价值。

CTA 检查前后的注意事项：

1. 检查前禁食 4 小时，防止由造影剂不良反应所致的恶心、呕吐及呕吐物反流气管而引起窒息。

2. CTA 检查需要在患者上肢选择较粗直的静脉留置静脉导管，用于在检查过程中推注造影剂。由于是高压推注，因此不宜选用 PICC 导管、过小型号的外周静脉导管，或穿刺细小静脉，以免在推注过程中造成药物渗出。

3. 扫描前对颅脑疾患伴颅内压增高患者，在医师指导下可给予适量镇静药、脱水药。

4. 扫描后应该多饮水，以加快造影剂排出。

八、何谓 DSA？DSA 检查前后的注意事项有哪些？

数字减影血管造影技术（digital subtraction angiography，DSA）是一种新的 X 线成像系统，是常规血管造影术和电子计算机图像处理技术相结合的产物。是通过计算机把血管造影片上的骨与软组织的影像消除，仅在影像片上突出血管的一种摄影技术。

DSA 检查前后的注意事项：

1. 穿刺部位皮肤的准备。最常见的穿刺部位是双侧腹股沟。备皮范围上至下腹部，下至大腿上 1/3 处。

2. 完善实验室检查包括：HBsAg、出凝血时间等（对有严重出血倾向者不适合做此项检查）。

3. 术前禁食水 8 小时。

4. 术后去枕平卧 6 小时，拔除导管鞘后，穿刺部位加压包扎，沙袋（1000g）或压迫止血器压迫止血 6 小时，绝对卧床休息，并保持术侧下肢伸直制动 12 小时，必要时使用约束带。

5. 观察穿刺部位敷料有无渗血、术侧下肢末梢血运情况及足背动脉搏动情况，注意下肢保暖。

6. 全脑血管造影术后 4 小时可进食，建议进食高营养、易消化的食物。

九、哪些患者需要做颈内动脉彩超检查？

中老年人群中，若有高血脂、高血压、糖尿病及晕倒病史，经常感到头晕、疼痛、有中风早期表现（短暂性眼黑，一侧肢体麻木，语言障碍，突然嘴巴歪斜等），做颈动脉彩超是非常有必要的，以了解颈内动脉有没有狭窄或硬化。

十、何谓腰椎穿刺术？其临床意义是什么？

腰椎穿刺术（简称腰穿）是为了某些疾病的诊断而放出少量脑脊液进行化验检查而采用的一种方法。

腰椎穿刺术是神经科临床常用的检查方法之一，对神经系统疾病的诊断和治疗有重要价值、简便易行，操作也较为安全。

1. 诊断性穿刺 脑血管病、中枢性神经系统炎症、脑肿瘤、脊髓病变、脑脊液循环障碍。

2. 治疗性穿刺 缓解症状和促进恢复、鞘内注射药物。

十一、腰椎穿刺术中医患如何配合？术后的注意事项有哪些？

1. 腰椎穿刺术中医患配合

（1）查对床号、姓名，向患者解释操作目的、术后注意事项，以取得合作，协助患者排大小便。

（2）将病床调至平直。患者取去枕侧卧位，使患者的躯干背面与检查台面垂直。头向胸前尽量俯屈，下肢尽量向腹部屈曲，使背脊弯成弓状，椎间隙增大到最大程度。必要时需助手协助以维持体位。

（3）消毒穿刺部位皮肤，严格无菌操作。

（4）打开腰椎穿刺包，穿刺部位通常选腰椎第3～4或4～5椎间隙。协助医师戴无菌手套，抽取麻药进行局部麻醉。

（5）穿刺成功后，嘱患者全身放松，头略伸，双下肢半屈曲，平静呼吸，测脑脊液压力。

（6）需测初压、终压或做压力试验时，患者配合医师完成。如果脑脊液压力高时不可放脑脊液，压力不高时可缓慢放出需要量的脑脊液。

（7）穿刺后局部盖以无菌纱布，协助患者去枕平卧。

2. 腰椎穿刺术后注意事项

（1）穿刺结束后嘱患者去枕平卧6小时，以免产生因脑脊液经穿刺孔漏入硬膜外腔，引起颅内低压所致的腰穿后头痛。

（2）嘱患者多饮水，遇有腰痛或局部不适者多卧床休息。

（3）腰穿后注意患者排尿情况及原发疾病有无加重。

（4）术后15～30分钟巡视1次，密切观察生命体征变化和药物刺激反应。

（5）观察穿刺口敷料是否干净整洁，防止脑脊液外漏。

十二、哪些神经外科患者需要做脑电图筛查？

有癫痫发作史的患者；颅脑外伤后癫痫发作，需要确定病灶位置的患者；部分脑发育不良的患者。

十三、脑电图检查有哪几种？

脑电图检查包括普通脑电图、动态脑电图和视频脑电图。

十四、脑电图检查的注意事项有哪些？

1. 检查前准备

（1）检查前一天用肥皂水洗头。

（2）检查前一天应停服镇静药、安眠药及抗癫痫药物1～3天。

（3）检查前应进食，不宜空腹，如不能进食或呕吐者应给予葡萄糖静脉注射。

（4）如有颅内压增高而需要帮助定位者，应在检查前1小时左右用脱水药降低颅压，如静脉快速滴注或推注甘露醇。

（5）检查前向患者做好解释，勿穿尼龙衣，避免静电干扰、避免紧张、眨眼、咬牙、吞咽、摇头或全身活动、有汗应拭去，以避免误差影响结果。

（6）对无法配合的小儿及精神异常者可用镇静药、安眠药后做睡眠图检查。

2. 检查时的注意事项

（1）检查时精神不要紧张，头皮上安放接收电极，不是通电。

（2）全身肌肉放松以免肌电受干扰。

（3）按医师要求，睁眼、闭目或深呼吸。

十五、脑干听觉诱发电位检查的临床意义是什么？

能客观敏感地反映中枢神经系统的功能。脑干听觉诱发电位检查记录的是听觉传导通路中的神经电位活动，反映耳蜗至脑干相关结构的功能状况，凡是累及听通道的任何病变或损伤都会影响脑干听觉诱发电位检查。往往脑干轻微受损而临床无症状和体征时，脑干听觉诱发电位已有改变。

十六、三叉神经的分支及受损后的临床表现有哪些？

三叉神经包括眼支、上颌支、下颌支。三叉神经损伤可出现头面部皮肤、口鼻黏膜、牙及牙龈等部位的感觉障碍，角膜反射消失，咀嚼肌瘫痪、萎缩致张口时下颌偏向患侧。

十七、面神经检查及临床意义是什么？

1. 面神经的检查

（1）面肌运动：嘱患者抬额、皱眉和闭眼动作，观察额纹是否消失、变浅、闭眼无力或不能闭眼，还应注意眼裂有无变大；做露齿、微笑动作时，观察是否有口角偏斜，鼻唇沟变浅；做吹哨和鼓腮动作时，注意有无漏气。如上述动作有障碍，称面神经麻痹。

（2）味觉：将不同味感的物质，如食盐、食糖、醋等，用棉签涂于舌面不同部位，测试其味觉的情况。

2. 临床意义　周围性面瘫表现为病侧额纹减少、眼裂增大、鼻唇沟变浅、不能皱额、闭眼，露齿和微笑时口角偏斜对侧；中枢性面瘫表现为健侧下半部面肌瘫痪、鼻唇沟变浅、口角下垂；一侧面肌的阵发性抽动或面肌持续性收缩，见于小脑脑桥角病变；面神经损害者则舌前 2/3 味觉丧失。

十八、何谓共济失调？

共济失调是指由本体感觉、前庭迷路、小脑系统损害所引起的机体维持平衡和协调不良所产生的临床综合征。

十九、如何检查共济失调患者？

1. 指鼻实验　嘱被评估者用指尖来回触碰自己的鼻尖，先慢后快，先睁眼，后闭眼，重复进行，双侧分别检查。正常人动作准确，共济失调者可出现上述动作的失误。

2. 跟-膝-胫实验　嘱被评估者仰卧，先抬起一侧下肢然后将足跟放在对侧膝盖上，然后再让足跟沿着胫骨前缘向下移动直达踝部，观察其动作是否稳定及准确。先睁眼，后闭眼，重复进行，双侧对比。共济失调者可出现上述动作的失误。

3. Romberg 征闭目难立征实验　嘱被评估者足跟并拢站立、闭目，两臂前伸，观察其身体是否有晃动及站立不稳。如出现身体摇晃或倾斜则为阳性，称小脑共济失调，见于脊髓后索及前庭器官的病变。

二十、共济失调的临床意义有哪些？

1. 小脑性共济失调　由小脑病变引起，小脑蚓部病变出现躯干性共济失调，小脑半球病变表现为肢体性共济失调。多伴有眼球震颤、肌张力低下、言语不清等小脑症状，但闭目或黑暗环境中不加重共济失调的症状。

2. 大脑性共济失调　由大脑半球额叶病变引起，经脑桥、小脑通路影响而产生共济失调症状。临床表现与小脑性共济失调十分类似，但症状较轻。顶叶、颞叶病变亦可产生共济失调，其症状更轻，其区别除共济失调外，主要为分别伴有颞叶、顶叶和颞叶损害的其他临床症状。

3. 脊髓性共济失调　脊髓后索病变可引起共济失调，主要临床特点为双下肢位置觉、压觉、振动觉等消失，以致走路时呈"醉汉"步态，闭目和在黑暗中站立不稳。

第六章　神经外科常见治疗

一、什么是血管内栓塞治疗？

即在 X 线的监测下，通过动脉或静脉穿刺途径，以微创的手术方式对中枢神经系统一些血管性疾病[如脑动脉瘤、脑动静脉畸形（arteriovenous malformation，AVM）、硬脑膜动静脉瘘（dural arteriovenous fistula，DAVF）等]、脊柱、脊髓血管瘤及血管畸形等以及一些头颈部及脊髓高血运肿瘤（如脑膜瘤、实体性血管网状细胞瘤等）进行的栓塞治疗。近 30 年来，由于 X 线机器设备、电子计算机技术、非离子型造影剂、微导管、栓塞材料及血管造影技术的发展，加上对神经血管解剖及相关疾病的进一步认识和理解，其治疗范围不断拓宽、方法不断改善，如一些外伤后大出血的栓塞止血治疗等，治疗效果日臻完美。

二、血管内栓塞治疗的适应证与禁忌证分别有哪些？

1. 适应证

（1）颅内外血管性病变，如颅内动脉瘤、脑动静脉畸形、DAVF、外伤性颈内动脉海绵窦瘘（traumatic carotid cavernous fistula，TCCF）等；

（2）头面部及脊柱、脊髓高血运性肿瘤，术前栓塞肿瘤供血动脉，以减少开放性手术术中出血，以增加手术安全性，促进患者术后早日康复；

（3）外伤引起的大血管破裂止血困难者，可术前造影明确血管情况及栓塞止血等。

2. 禁忌证

（1）对碘过敏者；

（2）有严重出血倾向或出血性疾病者；

（3）有严重心、肝或肾功能不全者；

（4）脑疝（brain hernia）晚期，脑干功能衰竭者；

（5）全身情况不能耐受麻醉；

（6）目前介入技术不能达到治疗目或对患者无益的；

（7）患者和（或）家属拒绝介入治疗；

（8）其他不适合进行介入治疗的情况。

三、血管内栓塞治疗前需要什么准备？

1. 常规术前检查，包括血、尿常规，凝血功能，肝、肾功能，心电图及胸部 X 线片。根据不同病情，必要时行头颅 CT、MRI 及其他检查。

2. 有高血压病史的患者密切观察血压变化，必要时使用降压药。保持大小便通畅，消除一切可能引起血压、颅内压升高的因素。

3. 进行床上大小便训练。保持病房安静、限制探视。加强营养、保证睡眠。

4. 术前禁食水 8 小时。

5. 穿刺部位皮肤的准备。最常见的穿刺部位是双侧腹股沟。备皮范围上至下腹部，下至大腿上 1/3 处。

6. 术前 30 分钟肌内注射苯巴比妥等镇静药物，以减轻患者紧张、焦虑情绪。

7. 酌情术前 24 小时静脉持续给予钙离子拮抗药等。

四、血管内栓塞治疗后的注意事项有哪些？

1. 术后去枕平卧 6 小时，拔除导管鞘后，穿刺部位加压包扎，沙袋（1000g）或压迫止血器压迫止血 6 小时，绝对卧床休息 24～72 小时，并保持术侧下肢伸直制动 12 小时，必要时使用约束带。

2. 严密观察患者的意识、瞳孔变化、肢体活动，注意有无头晕、头痛、呕吐、失语、肌力下降、癫痫发作等神经系统症状出现。监测生命体征，尤其是控制血压，防止血压过低或骤升骤降。

3. 观察穿刺部位敷料有无渗血、术侧下肢末梢血运情况及足背动脉搏动情况，请注意下肢保暖。

4. 当发现穿刺点渗血或皮下血肿形成，应立即在皮肤穿刺点上方 1～1.5cm 处压迫止血，同时将下肢抬高，局部给予冷敷处理。

5. 保证患者关键性用药准时、确实，如支架置入术后的抗血小板药物拜阿司匹林、氯吡格雷等。

6. 术后 6 小时可进食，建议进食高营养、易消化的食物。保持大小便通畅，必要时使用开塞露通便或口服缓泻药。

五、血管内栓塞治疗有哪些主要并发症？

1. 脑血管痉挛。

2. 栓塞材料的脱出、移位，造成其他部位的血管梗死。

3. 血管破裂出血。

4. 下肢静脉血栓形成。

5. 穿刺部位出血或血肿形成。

六、神经内镜技术的手术方式有哪些？

1. 辅助颅内动脉瘤夹闭。

2. 经鼻蝶切除垂体腺瘤。

3. 切除脑室内微小病灶。

4. 神经内镜辅助导航手术。

5. 神经内镜辅助显微手术。

七、什么是神经导航技术？

神经导航系统又被称为无框架立体定向技术或影像引导外科。它可以通过精确的三维数字化影像，不仅提供点和线的数据，也能提供精确的体积和方位坐标。它利用高性能计算机图形图像技术处理放射影像资料（CT 或 MRI 等），重建三维医学图像模型，帮助医师在术前对手术预行的手术操作进行虚拟演示，以更好地规划手术入路，同时可结合红外自动追踪技术，在术中实时实施导航引导，帮助手术医师选择最佳入路、显示术野结构和深部病灶定位，将病变周围正常神经血管结构的不必要损伤减少到最低。

八、什么是功能性神经外科技术？

神经外科学从治疗疾病谱上主要划分为脑肿瘤、脑血管病和功能性脑病。采用手术方法修正神经系统功能异常的医学分支为功能神经外科学（functional neurosurgery）。手术针对特定的神经根、神经通路或神经元群，旨在有意识地改变其病理过程，重建神经组织的正常功能。

九、神经外科激光手术注意事项有哪些？

接触式激光刀在使用时会产生一定的热量，神经细胞传导速度随体温上升而加快，但体温在40℃以上时，神经兴奋下降，传导速度减慢，超过正常体温 4℃时，不能正常工作。防护：在进行激光手术时术野要间断滴注生理盐水降温，减少热效应对组织的损伤。

高能量激光作用于组织时，组织内部气化，体积膨胀，对周围组织产生很大的瞬时压强，导致头颅"爆炸"性损伤。防护：使用激光手术时，激光刀功率大小要依肿瘤性质及部位不同随时调整掌握，避免高能量激光瞬时释放于脑组织，防止头颅"爆炸"性损伤。

生物大分子吸收激光能量后发生化学反应，会引起组织变性。防护：术中切除肿瘤时，其邻近功能脊髓组织需注意用盐水棉片保护。常用盐水棉片放在肿瘤和正常包膜之间，理由有二，一是正常组织可免遭偶然激光的损害，二是当垫片塞入时，包膜和组织会被推向空洞中心，当达到空洞中部的底部时，才对包膜和肿瘤边缘进行气化切割，使肿瘤逐渐减小，保证手术顺利结束。

十、什么是立体定向神经外科技术？

立体定向神经外科技术主要是采取空间一点的立体定位原理，通过影像学定位和测算，确定脑内某一解剖结构或病变，即靶点在颅腔内的坐标，再借用立体定向仪，将立体定向术专用的特殊器械与装置，如微电极、穿刺针和射频仪等置入脑内特定靶点，通过电生理监测、获取组织标本、制造毁损灶、消除病变的方法，达到生理研究、诊断和治疗的目的。其主要的特点是定位精确和创伤小。

十一、立体定向活检术围术期的注意事项有哪些？

1. 术前注意事项

（1）术前提供心理护理。

（2）完善术前各项检查，如血常规、肝肾功能、电解质等。

（3）术前常规准备，备皮、更衣、禁食水 6~8 小时，防止术中呕吐引起窒息。

（4）指导患者适应床上大小便。部分患者对床上大小便难以适应，需要术前告知术后 6~12 小时限制在床上活动，以免引起颅内活动性出血。

2. 术后注意事项

（1）术后体位，因手术采用局部浸润麻醉，术后患者神志清楚，故术后可取半卧位，床头抬高 15°~30°，以利血液回流，减轻脑水肿，降低颅内压。

（2）注意保持颈部自然放松，避免过度扭曲，以免造成颅内压升高。头偏向一侧，防止口腔及呼吸道分泌物和胃内呕吐物引起误吸，造成呼吸道感染。

（3）给予中低流量吸氧。

（4）严密观察病情变化，如生命体征、意识等。

十二、伽马刀的治疗原理是什么？

伽马刀是一种立体定向放射外科治疗装置。采用伽马射线几何聚焦方式，通过精确的立体定向，将经过规划的一定剂量的伽马射线集中射于体内预选靶点，一次性、致死性地摧毁点内组织，以达到外科手术切除或损毁的效果。病灶周围正常组织在焦点以外，仅受单束伽马射线照射，能量很低而免于损伤。犹如用放大镜聚焦阳光，聚焦的焦点热量可点燃物品，而焦点外的阳光则安全。用伽马射线代替手术刀，其治疗照射范围与正常组织分界非常明显。

十三、伽马刀在神经外科中的应用情况如何？

1. 中小型的肿瘤，影像上肿瘤平均直径一般小于 3cm 的听神经瘤、垂体瘤、脑膜瘤、松果体区肿瘤、淋巴瘤、较小而边缘清楚的颅内转移瘤等颅内肿瘤。

2. 术后残留或复发的肿瘤。

3. 颅内动静脉畸形（arteriovenous malformation，AVM）。

4. 海绵状血管瘤。

5. 功能神经外科疾病，包括原发性或药物治疗无效的三叉神经痛、顽固性疼痛，帕金森氏病引起的运动障碍、癫痫等功能性疾病。

6. 颈及以上节段脊髓肿瘤。

7. 头颈部部分颅外肿瘤。

十四、伽马刀治疗的注意事项有哪些？

伽马刀治疗注意事项：

1. 对照射部位注意保护，如照射野的清洁，避免物理或化学刺激，避免感染。

2. 治疗期间每周检查 1 次患者的血象，当血小板低于 $10×10^9$/L，血细胞低于 $3.0×10^9$/L，应及时通知医师，暂时停止对患者进行放疗。

3. 对有视野缺损的垂体瘤患者，肿瘤已经造成了视神经压迫。伽马刀治疗时可能会伤害临近的视神经纤维，造成视力下降。

4. 伽马刀治疗后部分患者会出现病灶周围正常脑组织水肿，出现不同程度的恶性、呕吐、头痛等颅高压症状。患者头抬高 $15°\sim30°$ 有利于颅内静脉回流，利于脑脊液吸收；放松患者颈部，过度扭曲可对头颅静脉回流产生影响；积极给予脱水治疗。多数症状可缓解，极少数会留有永久性神经系统功能障碍。

5. 伽马刀治疗 AVM 患者，治疗过程需 $1\sim2$ 年，在等待完全疗效期间要警惕再出血的可能。

6. 肿瘤近脑干的患者，在照射治疗后数月可能会出现眩晕和平衡障碍，应及时返院治疗。

十五、神经系统常用抗肿瘤药物有哪些？

1. 烷化剂 如环磷酰胺等。

2. 亚硝脲类药物 如卡莫司丁等。

3. 替莫唑胺（temozolomide，TMZ）

4. 6-甲基鸟嘌呤甲基转移酶

5. 其他药物 除了上述药物以外，其他用于中枢神经系统恶性肿瘤化疗的药物包括甲基苄肼、伊立替康（irinotecan，CPT-11）、含铂类药物等。

十六、口服抗肿瘤药物的注意事项有哪些？

1. 孕妇及哺乳期妇女慎用。

2. 严格掌握适应证和禁忌证。

3. 有恶心和呕吐反应者可提前使用护胃、防吐的药物。

4. 对重度肝肾功能不全者和 70 岁以上患者给药时，应谨慎。

5. 避免吸入或与皮肤、黏膜接触。应避免让儿童和宠物接近本品。

6. 服药期间定期检查患者血象，必要时应采取支持治疗措施。

十七、静脉输注抗肿瘤药物的注意事项有哪些？

1. 仔细阅读药品说明书，现配现用，根据药物特性选择合适的输注方式和速度，输液前严格遵循"三查八对"原则。

2. 化疗药物刺激性比较大，需选择中心静脉置管给药。如果没有，也严禁使用一次性头皮钢针进行外周静脉穿刺给药。

3. 输液时严格遵循无菌操作原则，给药前后用 0.9%生理盐水冲管。

4. 加强巡视，严密观察病情和输液部位皮肤情况，一旦发现外渗应立即停止输液，将渗出液尽可能抽出，并尽早对皮肤进行处理。

5. 定期进行实验室指标检测。

十八、什么是高压氧治疗？

在高压（超过常压）的环境下，呼吸纯氧或高浓度氧以治疗缺氧性疾病和相关疾患的方法，即高压氧治疗。

十九、高压氧治疗的适应证及禁忌证有哪些？

1. 适应证 凡是缺氧、缺血性疾病，或由于缺氧、缺血引起的一系列疾病，高压氧治疗均可取得良好疗效；某些感染性疾病和自身免疫性疾病，高压氧治疗也能取得较好疗效。

2. 禁忌证

（1）未经处理的气胸和活动性出血。

（2）生命体征不平稳的患者，如血压过高（一般认为血压超过 160/110mmHg，体温超过 38.5℃）。

（3）严重肺气肿疑有肺大泡者。

（4）上呼吸道感染时，有引起中耳气压伤和鼻旁窦气压伤的危险。

（5）患有流感、肺结核、肝炎等传染病的患者应与其他患者隔离。

（6）严重癫痫。

（7）妊娠。

二十、高压氧治疗的的注意事项有哪些？

1. 进舱前教会患者预防各种气压伤的基本知识，让患者了解耳咽管的通气方法，教会患者开张咽鼓管的动作要领，指导患者在稳压时正确戴紧面罩，不要泄漏，保证有效吸氧，减压时不要屏气。

2. 进舱人员（患者、陪护）必须遵守氧舱医疗安全规则，严禁易燃易爆物品带进舱内，不宜穿戴易产生静电火花的衣物，只能穿全棉质服装（空气加压舱、纯氧舱）。

3. 入舱前应排空大小便，保持舱内空气清新，无味干净，不宜饱食、饥饿和酗酒，不食用易产气的食物（如大豆），一般情况下，最好在饭后 1～2 小时入舱。

4. 对带入各种导管患者进舱的要检查导管是否通畅，防止脱落或逆流。加压时暂时夹闭各种体腔引流管，待稳压后再开放（胸腔引流管除外）。

5. 每次吸氧的时间不宜过长，一般控制在 60～90 分钟，要采取间接吸氧，避免氧中毒。

6. 注意调节高压氧舱内的温度，注意为患者防寒、保暖。

7. 吸氧面罩专人专用，用后进行清洗和酒精擦拭消毒。对舱内吸氧、排氧管和呼吸三通管进行清洁消毒。

二十一、什么是亚低温治疗？

亚低温治疗是一种以物理方法将患者体温降低到预期水平而达到治疗疾病目的的方法。

二十二、亚低温治疗的护理措施包括哪些？

1. 加强基础护理，防止感染；

2. 严密观察生命体征，严格执行医嘱温度；

3. 呼吸道护理，及时吸痰，维持呼吸道通畅；

4. 观察局部皮肤血液循环，防止冻伤；

5. 最好取平卧位。

二十三、什么是脱水疗法？

脱水疗法是降低颅内压、缓解病情的权宜措施，还必须针对病因治疗，或与其他治疗同时进行，如冬眠降温、给氧、给皮质激素、手术等。

二十四、脱水疗法应用注意事项有哪些？

1. 在使用前尽可能先检查心、肾、肝功能。

2. 脱水疗法是降低颅内压、缓解病情的权宜措施，还必须针对病因治疗，或与其他治疗同时进行，如冬眠降温、给氧、给皮质激素、手术等。

3. 关于摄入水量的限制，一般成人限制在 1500～2000ml/d。但应注意脱水治疗应以减少血管外液为主，血管内液不仅不应减少和浓缩，还应保持在正常或高于正常并适当稀释。脱水应以增加排出量来完成，不应使入量低于正常代谢需要量。此外，脱水治疗时应维持血浆胶体渗透压不低于

15mmHg（血浆白蛋白在 30g/L 以上），维持血浆渗透压不低于 280～330mmol/L。高血糖对脑有害，应监测血糖水平，并应控制输液中的糖成分。

4. 每日记录出入液量，观察用药后的效果。因每人对药物的反应不同，应根据病情及疗效，选用合适的脱水药物。

5. 密切注意水、电解质平衡及肾功能。每日查血钾、钠、氯、尿素氮、肌酐并行血气分析等。特别注意有无低钾血症，必要时予以心电监测。如有异常，应及时纠正，一般用脱水药后，每排尿 1000ml，补钾 40mmol。

6. 高渗性脱水药应快速静脉滴注，注射时不可漏出血管外。

7. 密切观察病情，特别注意血压、脉搏、呼吸、意识及瞳孔大小。

二十五、心肺复苏后急性脑缺氧的治疗手段有哪些？

1. 维持充足的脑灌流压。

2. 降温或合并冬眠。

3. 脱水疗法。

4. 应用脑"保护药"。

5. 矫正脑内酸中毒。

6. 控制抽搐发作。

7. 促进脑代谢药物。

8. 促醒药物。

二十六、输血治疗的注意事项有哪些？

1. 使用同型血。

2. 严格"三查八对"，即查血液质量、血袋包装、标签和有效期，对患者姓名、ID 号、床号、血库的储存号、血型、成分种类、血量、配血结果。

3. 在运输过程中，运送容器轻拿轻放，避免因剧烈震荡引起纤维蛋白大量析出，红细胞大量溶解。

4. 同一供血者的两袋血可前后连续输注；而不同供血者的两袋同型血，应在输完第一袋后，以少量生理盐水冲管，再接着输第二袋即另一供血者血液。

5. 因血液一般在 4℃保存，故输注时其温度远较体温为低，若中、慢速滴入，不必预先加温；但病情需要快速输血时，则应先在 37℃水浴中加温后再用。

6. 输血开始速度宜慢，一般 3ml/min 或 20 滴/分，输血开始后 15～20 分钟内密切观察患者情况，若无不适可根据病情、年龄调整输血速度，一般成人 40～60 滴/分。

7. 每袋血（200ml）输注时限不得超过 4 小时。

8. 输注过程中和输血完毕后均应观察患者的生命体征，有无不良反应，如皮肤过敏、寒战、发热、胸闷、气促、腰痛、血尿、四肢抽搐等表现。一旦出现输血不良反应应立即停止输血，更换输血器，并用生理盐水维持静脉通道，配合医师积极进行救治。

9. 禁向血袋内加入任何药物和高渗或低渗溶液。

10. 急诊患者输血后至少观察 1 小时才可离去，且患者离去后有不适或排酱油色尿，应速回医院诊治。

二十七、使用红外线治疗仪的注意事项有哪些？

1. 照射前应先评估患者意识、年龄、活动能力、对热的敏感性和耐受性，感觉有无迟钝、障碍，照射局部皮肤情况。对意识精神障碍、感觉迟钝或障碍的患者、老年、婴幼儿等患者应注意预防烫伤。

2. 私密部位照射时，注意保护患者隐私。

3. 照射面、头颈部及前胸部时，应以湿纱布遮盖患者眼睛或让患者戴有色眼镜保护眼睛。

4. 移开或以隔热的物品覆盖床旁吸热性强的物品，如金属床栏。

5. 放置恰当的灯距，预热 5～10 分钟，用前臂内侧测试温度，有温热感即为合适距离。

6. 治疗开始前 5 分钟内严密观察治疗局部皮肤有无刺激症状或组织损伤。若照射部位皮肤呈紫红色，应立即停止照射，并涂凡士林。

7. 整个照射过程中，患者若出现感觉过热、心慌、头晕等，应及时处理。

二十八、偏瘫患者使用电针疗法的注意事项有哪些？

1. 每次治疗前，检查电针机输出是否正常。治疗后，须将输出调节电钮等全部退至零位，随后关闭电源，撤去导线。

2. 电针感应强，通电后会产生肌收缩，须事先告诉患者，使其思想上有所准备，配合治疗。

3. 对患有严重心脏病的患者，治疗时应严加注意，避免电流回路经过心脏；不宜在延髓、心前区附近的穴位施用电针，以免诱发癫痫和引起心跳、呼吸骤停。

4. 治疗时，应观察电流输出是否正常。时断时续，往往是电针机发生故障或导线断损，应更换。

5. 毫针多次使用后易缺损，在消毒前应加以检查，以防断针。

6. 患者肌张力过高时不能进行扎针，避免断针的风险。

第七章　颅内压增高

一、什么是颅内压增高？

颅内压增高（increased intracranial pressure）是神经外科常见的临床综合征，是颅脑损伤、脑肿瘤、脑出血、脑积水和颅内炎症所共有的临床征象。上述症状可使颅腔内容物体积增加，导致颅内压持续升高，成人在 2.0kPa（200mm H_2O）以上，儿童在 1.0kPa（100mm H_2O）以上，并出现相应的临床症状和体征时，称颅内压增高。

二、为什么会颅内压增高？

颅内压增高的原因可分为 5 大类：

1. 颅内占位性病变挤占了颅内空间，如颅内血肿、脑肿瘤、脑脓肿等。

2. 脑组织体积增大，如脑水肿。

3. 脑脊液循环和（或）吸收障碍所致梗阻性脑积水和交通性脑积水。

4. 脑血液过度灌注或静脉回流受阻，见于脑肿胀、静脉窦血栓等。

5. 先天性畸形使颅腔的容积变小，如狭颅症、颅底凹陷症等。

三、颅内压增高有什么表现？

颅内压增高的主要症状和体征包括：

1. 头痛　颅内压增高最常见症状之一，以早晨和晚间较重，部位多在额部和颞部，可从颈枕部向前方放射至眼眶。头痛程度随颅内压的增高而进行性加重。当用力、咳嗽、弯腰或低头活动时常使头痛加重。头痛性质以胀痛和撕裂痛为多见。

2. 呕吐　头痛剧烈时可伴有恶心和呕吐。呕吐呈喷射性，有时可导致水电解质紊乱和体重减轻。

3. 视神经乳头水肿　是颅内压增高重要客观体征之一。表现为视神经盘充血，边缘模糊不清，中央凹陷消失，视盘隆起，静脉怒张。若视神经乳头水肿长期存在，则视盘颜色苍白，视力减退，视野向心缩小，称为视神经继发性萎缩，颅内压增高不能及时解除，视力恢复困难，甚至失明。头痛、呕吐和视神经盘水肿是颅内压增高典型表现，称为颅内压增高三主征。颅内压增高的三主征各自出现的时间并不一致，可以其中一项为首发症状。颅内压增高还可引起一侧或双侧展神经麻痹和复视，但无定位诊断价值。

4. 意识障碍及生命体征变化　疾病初期意识障碍可出现嗜睡、反应迟钝。严重病例可出现昏睡、昏迷、伴有瞳孔散大、对光反应消失、发生脑疝、去脑强直。生命体征变化为血压升高、脉搏徐缓、呼吸不规则、体温升高等病危状态甚至呼吸停止，终因呼吸循环衰竭而死亡。

5. 其他症状和体征　小儿患者可有头颅增大、头皮和额眶部浅静脉扩张、颅缝增宽或分离、前囟饱满隆起。头颅叩诊时呈破罐音（Macewen 征）。

四、怎么处理颅内压增高？

处理措施如下：

1. 一般处理　凡有颅内压增高的患者，应留院观察。密切观察神志、瞳孔、血压、呼吸、脉搏及体温的变化，以掌握病情发展。有条件时可作颅内压监测，根据监测中所获得的压力信息来指导治疗。频繁呕吐者应暂禁食，以防吸入性肺炎。不能进食的患者应予补液，补液量应以维持出入液量的平衡为度，补液过多可促使颅内压增高恶化。注意补充电解质并调整酸碱平衡。用轻泻剂来疏通大便，不能让患者用力排便，不可做高位灌肠，以免颅内压骤然增高。对昏迷的患者及咳痰困难者要考虑做气管切开术，以保持呼吸道通畅，防止因呼吸不畅而使颅内压增高。给予氧气吸入有助于降低颅内压。病情稳定者需尽早查明原因，以明确诊断，尽快施行去除病因的治疗。

2. 病因治疗 对患者无手术禁忌的颅内占位性病变，首先应考虑做病变切除术。位于大脑非功能区的良性病变，应争取做根治性切除；不能根治的病变可作大部切除、部分切除或减压术；若有脑积水者，可行脑脊液分流术，将脑室内液体通过特制导管分流入蛛网膜下隙、腹腔或心房。颅内压增高已引起急性脑疝时，应分秒必争进行紧急抢救或手术处理。

3. 药物治疗降低颅内压 适用于颅内压增高但暂时尚未查明原因，或虽已查明原因，但是仍需要非手术治疗的病例。若患者意识清楚，颅内压增高较轻，先选用口服药物。常用口服药物有：①氢氯噻嗪 25～50mg，每日 3 次；②乙酰唑胺 250mg，每日 3 次；③氨苯喋啶 50mg，每日 3 次；④呋塞米（速尿）20～40mg，每日 3 次；⑤50%甘油盐水溶液 60ml，每日 2～4 次。若有意识障碍或颅内压增高症状较为严重的病例，则选用静脉或肌内注射药物。常用注射制剂有：①20%甘露醇 250ml，快速静脉滴注，每日 2～4 次；②20%尿素转化糖或尿素山梨醇溶液 200ml，静脉滴注，每日 2～4 次；③呋塞米 20～40mg，肌肉或静脉注射，每日 1～2 次。此外，也可采用浓缩 2 倍的血浆 100～200ml 静脉注射；20%人血清蛋白 20～40ml 静脉注射，对减轻脑水肿、降低脑内压有效。

4. 激素 地塞米松 5～10mg 静脉或肌内注射，每日 2～3 次；氢化可的松 100mg 静脉注射，每日 1～2 次；泼尼松 5～10mg 口服，每日 1～3 次，可减轻脑水肿、有助于缓解颅内压升高。

5. 亚低温冬眠疗法 通过冬眠药物，配合物理降温，使患者的体温维持于亚低温状态，有利于降低脑新陈代谢率，减少脑组织的氧耗量，防止脑水肿的发生与发展，对降低颅内压亦起到一定作用。

6. 脑脊液体外引流 有颅内压监测装置的病例，可经脑室缓慢放出脑脊液少许，以缓解颅内压增高。

7. 巴比妥治疗 大剂量异戊巴比妥钠或硫喷妥钠注射可降低脑的代谢，减少氧耗及增加脑对缺氧的耐受力，使颅内压降低，但需在有经验专家指导下应用。在给药期间应作血药物浓度监测。临床研究显示，巴比妥疗法并未改进患者预后。

8. 辅助过度换气 目的是使体内 CO_2 排出。当动脉血的 CO_2 分压每降低 1mmHg 时，可使脑血流量递减 2%，从而使颅内压相应下降。

9. 对症治疗 头痛者可给予镇痛药，但应忌用吗啡和哌替啶等类药物，以防止抑制呼吸中枢。有抽搐发作者，应给予抗癫痫药物治疗。烦躁患者在排除颅内高压进展、气道梗阻、排便困难等前提下，给予镇定药。

第八章 颅脑脊髓肿瘤

第一节 概 论

一、什么是颅内肿瘤?

颅内肿瘤又称脑瘤,可分为原发性与继发性肿瘤两大类。原发性颅内肿瘤来源于颅内各种组织成分如脑膜、脑组织、脑神经、脑血管、垂体腺与胚胎残余组织等。继发性颅内肿瘤则由身体其他部位如肺、子宫、乳腺、消化道、肝脏等的恶性肿瘤转移至脑部,或由邻近器官的恶性肿瘤由颅底侵入颅内。

二、颅内肿瘤如何分类与分级?

1. 神经上皮组织肿瘤

(1)星形细胞肿瘤:毛细胞型星形细胞瘤、毛细胞黏液型星形细胞瘤、室管膜下巨细胞星形细胞瘤、多形性黄色星形细胞瘤、弥漫性星形细胞瘤、纤维型星形细胞瘤、原浆型星形细胞瘤、肥胖型星形细胞瘤、间变性星形细胞瘤、胶质母细胞瘤、巨细胞胶质母细胞瘤、胶质肉瘤、大脑胶质瘤病;

(2)少突胶质细胞肿瘤:少突胶质瘤、间变性少突胶质瘤;

(3)少突胶质星形细胞瘤:少突星形细胞瘤、间变性少突星形细胞瘤;

(4)室管膜肿瘤:室管膜下瘤、黏液乳头型室管膜下瘤、室管膜瘤(细胞型、乳头型、透明细胞型,脑室膜细胞型)、间变性室管膜瘤;

(5)脉络膜丛肿瘤:脉络膜丛乳头状瘤、非典型脉络膜丛乳头状瘤、脉络丛乳头状癌;

(6)其他神经上皮组织肿瘤:星形母细胞瘤、三脑室脊索样胶质瘤、血管中心性胶质瘤;

(7)神经元和混合性神经元-神经胶质肿瘤:小脑发育不良性节细胞瘤、胚胎发育不良性神经上皮瘤、节细胞瘤、节细胞胶质瘤、间变性节细胞胶质瘤、中央性神经细胞瘤、脑室外神经细胞瘤、小脑脂肪神经细胞瘤、乳头状胶质神经元肿瘤、四脑室菊形团形成性胶质神经元肿瘤;

(8)松果体区肿瘤:松果体细胞瘤、中间分化型松果体实质瘤、 松果体母细胞瘤、松果体区乳头状瘤;

(9)胚胎性肿瘤:髓母细胞瘤(多纤维性/结节性髓母细胞瘤、髓母细胞瘤伴广泛结节形成、间变性髓母细胞瘤、大细胞性髓母细胞瘤);中枢神经系统原始神经外胚层肿瘤(中枢神经系统神经母细胞瘤、中枢神经系统节细胞神经母细胞瘤、髓上皮瘤、室管膜母细胞瘤);非典型畸胎样/横纹肌样瘤。

2. 脑和脊神经肿瘤

(1)神经鞘瘤(神经膜细胞瘤):如细胞型、丛状型、黑色素型;

(2)神经纤维瘤:丛状型;

(3)神经束膜瘤:如非特指恶性神经束膜瘤;

(4)恶性周围神经鞘膜瘤:包括上皮样型、伴有间质分化的、黑色素型、伴有腺样分化的。

3. 脑(脊)膜肿瘤

(1)脑(脊)膜上皮细胞肿瘤:脑(脊)膜瘤,包括上皮型、纤维(或纤维细胞)型、 过渡型(混合型)、砂粒型、血管瘤型、微囊型、 分泌型、淋巴浆细胞丰富型、化生型、脊索样型、透明细胞型、非典型性、乳头型、横纹肌样型、间变性(恶性);

(2)脑(脊)膜间质肿瘤:包括脂肪瘤、血管脂肪瘤、蛰伏脂肪瘤(冬眠瘤)、脂肪肉瘤(颅内)、孤立性纤维瘤、纤维肉瘤、恶性纤维组织细胞瘤、平滑肌瘤、平滑肌肉瘤、横纹肌瘤、横纹肌肉瘤、软骨瘤、软骨肉瘤、骨瘤、骨肉瘤、骨软骨瘤、血管瘤、上皮样血管内皮瘤、血管外皮细胞瘤、间变性血管外皮细胞瘤、血管肉瘤、Kaposi 肉瘤、Ewing 肉瘤；

（3）原发性黑色素细胞病变：包括弥漫性黑色素细胞增生症、黑色素细胞瘤、恶性黑色素瘤、脑膜黑色素瘤病；

（4）其他与脑（脊）膜相关的肿瘤：血管网状细胞瘤。

4. 淋巴瘤和造血系统肿瘤 恶性淋巴瘤、浆细胞瘤、粒细胞肉瘤。

5. 生殖细胞肿瘤 生殖细胞瘤、胚胎性癌、卵黄囊瘤、绒毛膜癌、畸胎瘤、成熟型、未成熟型、混合性生殖细胞肿瘤。

6. 鞍区肿瘤 颅咽管瘤（釉质瘤型、乳头型）、颗粒细胞瘤、垂体细胞瘤、腺垂体梭形细胞嗜酸细胞瘤。

7. 转移性肿瘤

三、颅内肿瘤的诊断依据是什么？

颅内肿瘤的术前诊断有赖于对详实的病史、客观的体征、影像学资料和实验室资料进行的综合分析，并提出初步诊断和需要鉴别诊断的疾病。颅内肿瘤的诊断包括定位诊断和定性诊断两部分，根据病史和影响学定位诊断一般困难不大，定性诊断需要进行详细的鉴别诊断，同时明确肿瘤部位、大小、性质、累及范围以及血供等，以便对治疗方案的确定提供确切依据。

四、颅内肿瘤的早期临床表现有哪些？

1. 颅内肿瘤导致临床症状的主要原因有

（1）肿瘤累及功能区出现相应的神经功能缺失症状或癫痫；

（2）肿瘤增大和瘤周水肿的占位效应，导致颅内高压症状和（或）精神症状；

（3）肿瘤压迫周围回流静脉导致水肿加重，或压迫脑脊液循环通路导致脑积水，出现或加重颅内高压。

2. 临床症状分为大体表现和局灶表现 两者可单独出现也可同时出现。

（1）大体表现多为颅内占位效应或特殊部位受累所致，表现为头痛、癫痫大发作，恶心、呕吐。大的占位可能导致精神迟滞，小的占位如颞叶的占位同样也会导致精神症状，部分失语综合征也可伴发精神症状。

（2）局灶表现取决于肿瘤的累及部位（表 8-1）。

表 8-1　局灶表现

	颅内肿瘤的局灶症状、体征	肿瘤发生的部位
癫痫	局灶性癫痫	额叶、顶叶、枕叶
	杰克逊癫痫	顶叶皮质
	部分（精神运动性）发作	颞叶
视觉与眼球运动障碍	视物模糊	眼球、视神经
	视野缺损：偏盲，象限盲	外侧膝状体视束、视放射（颞叶、顶叶、枕叶）
	双颞侧偏盲	视交叉
	复视	第 3、4、6 对脑神经
	眼球震颤	额-桥-小脑束、小脑
言语困难、失语（感觉性、运动性）	构音障碍	延髓、后组颅神经、小脑
	言语困难	优势半球额叶语言中枢、颞顶叶
听力障碍	听力丧失	第 8 对脑神经
运动障碍	肢体无力	对侧小脑半球皮质脊髓束、大脑脚、脑干
	共济失调（笨拙、辨距不良）	颅后窝、小脑半球常见

续表

颅内肿瘤的局灶症状、体征		肿瘤发生的部位
感觉障碍	感觉减退	脊髓丘脑束
	本体觉障碍	脊髓后束，丘脑，丘脑顶叶联络纤维
	麻木	丘脑，脊髓
	皮质辨别觉障碍	顶叶皮质
步态障碍	无力或者感觉障碍	皮质脊髓束和感觉通路
	步态障碍（行走不能）	双额叶
括约肌功能	小便障碍，尿失禁	额叶旁中央小叶

五、颅内肿瘤的治疗手段包括哪些？

1. 手术治疗 性质较良性、包膜较完整和较易于剥离的以及病程较短的脑肿瘤，手术治愈希望较大。但对恶性程度高的或其他转移癌可行姑息性手术，如肿瘤部分切除、减压术、脑室脑池造瘘术以及脑室静脉分流术。

2. 放射治疗 目前多采用放疗性手术又称为立体照射，采用全方位的旋转放疗技术，使肿瘤在多方位受到照射后萎缩，甚至消失，达到和外科手术相同的效果。

3. 化学药物治疗 采用光动力学化学疗法治疗脑恶性肿瘤疗效显著。

4. 生物治疗 基因治疗和免疫治疗是生物方法治疗肿瘤的两大手段。

六、颅内肿瘤的免疫治疗有效吗？

免疫治疗通过调动机体免疫，不仅可以杀灭增殖期胶质瘤细胞，而且对具有潜在增殖能力的静止期肿瘤细胞也有杀伤作用，因而在理论上可能彻底治愈肿瘤。毒素靶向疗法和抗癌疫苗是免疫治疗的两大发展方向。毒素靶向疗法利用肿瘤特异抗体与特殊毒素耦合，最大优点是特异性强，抗癌疫苗的基本原理是通过提高肿瘤的免疫源性，刺激机体产生对肿瘤的特异免疫，打破肿瘤/机体间的病态平衡。现有的抗癌疫苗主要分 3 种：肿瘤组织匀浆结合免疫增强因子（IL-4、IL-12、GM-CSF等）；肿瘤特异性抗体或细胞（LAK、AKM、TIL 等）和新近研究热点树突状细胞（dendritic cell, DC）。

七、对放射治疗敏感的颅内肿瘤有哪些？

近年研究表明，生殖细胞瘤和淋巴瘤对放射线高度敏感，经活检证实后可列为首选；中度敏感肿瘤有髓母细胞瘤、室管膜瘤、多形性胶质母细胞瘤、垂体生长激素（growth hormone，GH）腺瘤（GH 腺瘤）和转移瘤；而垂体腺瘤、颅咽管瘤、脊索瘤、星形细胞瘤和少突胶质细胞瘤对放射线低度敏感。

八、什么是反射性脑病？

放射性脑病指电离辐射（临床上主要是 γ 线、X 线和荷电粒子束）治疗头颈部肿瘤、颅内肿瘤、脑血管畸形等疾病时，或脑部意外地受到电离辐射的照射，引起正常脑组织功能和形态学变化，甚至可诱发肿瘤。

九、神经内镜手术的优点及其局限性是什么？

1. 神经内镜技术的优点

（1）手术创伤小；

（2）手术并发症少；

（3）定位精确；

（4）提高治疗效果；

（5）对患者的身心干扰小，术后康复快，住院时间短，降低医疗费用。

2. 神经内镜技术的局限性

（1）管腔小，视野狭窄，难以观察术野全貌；

（2）二维图像，缺乏立体感，术前要适应内镜下操作的方向感；

（3）工作通道小，操作困难，难以对较大的实质性肿瘤进行镜下切除；

（4）内镜操作需要一定空间，若镜头与血液、组织等接触，则易导致视野模糊无法进行手术；

（5）止血困难是不能进行血运丰富肿瘤内镜下手术的主要原因；

（6）内镜连接及配件装置较多，操作过程易污染，导致术后感染；

（7）观察时，必须靠近病变及组织结构，并且不能看到镜头侧方和后方的结构，移动时有时会误伤上述部位的结构；

（8）配套器械及专用手术工具尚需要进一步改进与完善。若与手术显微镜相结合（即神经内镜辅助显微手术），可以弥补上述不足。

十、引发脑肿瘤性眩晕的颅内肿瘤有哪些？

颅内肿瘤引起的眩晕，是由于肿瘤直接压迫、浸润和损害前庭神经系统的中枢或周围部分，或肿瘤体积增大，影响了脑脊液的循环致颅内压升高，使第四脑室底部的前庭神经核受刺激或压迫而引起眩晕。常见原因有脑干肿瘤、小脑肿瘤、第四脑室肿瘤、小脑脑桥角肿瘤，其中尤以神经鞘瘤多见。

十一、什么是脊髓肿瘤？

脊髓肿瘤也称为椎管内肿瘤，包括发生于椎管内的各种组织如神经根、硬脊膜、血管、脊髓及脂肪组织的原发性和继发性肿瘤。肿瘤部位以胸段及颈段较多，男性多于女性，约为 1.6∶1；

脊髓肿瘤按起源分为原发性与转移性；按解剖部位分为高颈段、颈膨大段、胸段、腰段；按解剖层次分为硬脊膜外、膜下、髓内；按病理性质分为良性与恶性，可起源于脊髓外胚叶的室管膜和胶质细胞，如神经胶质瘤、神经纤维瘤；可起源于脊髓的中胚叶间质，如脊膜瘤；亦可由椎管周围组织直接侵入椎管，如淋巴肉瘤；或来自身体其他部位恶性肿瘤的转移，如肺癌、鼻咽癌、甲状腺癌等。

十二、什么是鞍区肿瘤？

鞍区在解剖学上是指以蝶鞍为中心，前有蝶骨平台、鞍结节，两侧为蝶骨小翼内侧的前床突，后界为后床突、鞍背及斜坡上端所围成的区域。鞍区内的神经和血管，主要有嗅神经（嗅束）、视神经（视交叉）、颈内动脉和海绵窦。垂体位于蝶鞍内，呈卵圆形，大小约 1.2cm×1.0cm×0.5cm，分为腺垂体（垂体前叶）、中间叶和神经垂体（垂体后叶，即垂体柄的增粗部分）。垂体借垂体柄经鞍膈与第三脑室底和下丘脑密切联系。

鞍区为颅内肿瘤的好发部位，常见垂体腺瘤、颅咽管瘤，少见鞍结节脑膜瘤、生殖细胞瘤、表皮样囊肿、视交叉胶质细胞瘤、脊索瘤、皮样囊肿及第三脑室前部的胶质细胞瘤等。肿瘤早期常限于鞍区内，当肿瘤增大并侵及鞍区邻近结构（如下丘脑、第三脑室、侧脑室、海绵窦、斜坡等），手术有相当难度，且术后常出现并发症。

十三、什么是桥小脑角区肿瘤？

桥小脑角区实际上是一锥形立体三角，位于后颅窝的前外侧，上界位于天幕，由桥脑中脑外侧膜与环池相隔；下界由桥脑延髓外侧膜与小脑延髓池相隔，位于前庭蜗神经与舌咽神经之间；内侧界由桥脑前膜与桥前池相隔。该池向外侧扩展至小脑表面并与小脑桥脑裂相续。此区的重要性在于集中了听神经、面神经、三叉神经及岩静脉、小脑前上动脉等，若出现听神经瘤或脑膜瘤等，便会逐渐损害上述组织而产生桥小脑角区综合征。

桥小脑角区肿瘤是神经外科中比较常见的肿瘤，多为良性，最常见的是听神经瘤（76%），其次是脑膜瘤（13.3%）和表皮样囊肿（4.44%），罕见的是室管膜瘤和血管外皮细胞瘤。但由于桥小脑角肿瘤与其周围的小脑、脑干有着密切的解剖联系，而且该区域血管神经比较集中，大多数肿瘤起源于神经本身，而有些肿瘤早期即与脑干或邻近血管、神经粘连在一起。因此，全切肿瘤、最大限度地保存神经功能是提高患者治愈率，降低致残率的关键。

第二节　脑　胶　质　瘤

一、什么是脑胶质瘤？

神经上皮组织来源的肿瘤主要系指神经胶质细胞和神经元细胞在不同分化期中所发生的肿瘤，统称为胶质瘤和神经元细胞瘤。绝大多数为恶性肿瘤，因此预后较差。胶质瘤是颅内最常见的原发肿瘤，占全部脑肿瘤的 33.3%～58.6%，平均 43.5%。

二、导致脑胶质瘤的影响因素包括哪些？

胶质瘤的发病原因目前尚不完全清楚。大量研究表明，胶质瘤和其他系统恶性肿瘤一样，由在细胞染色体上存在的癌基因和抑癌基因在各种后天诱因作用下发生表达改变而致，是一个多基因多步骤逐渐演变过程。诱发胶质瘤的可能因素有：

1. 遗传因素

2. 物理因素　电离辐射与非电离辐射。

3. 化学因素　有报道神经母细胞瘤和苯巴比妥或酒精有关，亦有研究提示孕妇接触染发剂和子代患神经母细胞瘤之间有一定关系。

4. 生物学因素

5. 激素　如髓母细胞瘤、恶性胶质瘤，有明显性别差异，并有一定的发病年龄高峰。

三、脑胶质瘤的高发人群有哪些？

胶质瘤男性多见，男女发病率之比为 1.85∶1。胶质瘤发病率随年龄的增加而增加。在部位上，儿童及少年以后颅窝及中线肿瘤多见，成年人以大脑半球肿瘤居多，而老年人则以胶质母细胞瘤占优势。胶质瘤的部位与患者年龄有一定关系，例如脑干肿瘤多见于儿童少于于成人。胶质瘤的类别与患者年龄也有关系，例如小脑肿瘤（髓母细胞瘤、星形细胞瘤和室管膜瘤）多见于儿童或少年，大脑星形细胞瘤和多形性胶质母细胞瘤多见于成人。

四、脑胶质瘤常见病理分型包括哪些？

病理分型包括星形细胞肿瘤、少突胶质细胞肿瘤、混合性胶质细胞肿瘤和室管膜肿瘤。

WHO 2007 年分类：

1. 星形细胞起源肿瘤

（1）毛细胞型星形细胞瘤、毛细胞黏液型星形细胞瘤；

（2）室管膜下巨细胞型星形细胞瘤；

（3）多形性黄色瘤型星形细胞瘤；

（4）弥漫性星形细胞瘤、纤维型星形细胞瘤、肥胖细胞型星形细胞瘤、原浆型星形细胞瘤；

（5）间变性星形细胞瘤；

（6）胶质母细胞瘤、巨细胞型胶质母细胞瘤、胶质肉瘤；

（7）大脑胶质瘤病。

2. 少突胶质细胞起源肿瘤

（1）少突胶质细胞瘤；

（2）间变性少突胶质细胞瘤。

3. 少突-星形细胞起源肿瘤

（1）少突-星形细胞瘤；

（2）间变性少突-星形细胞瘤。

4. 室管膜起源肿瘤

（1）室管膜下室管膜瘤；

（2）黏液乳头状型室管膜瘤；

（3）室管膜瘤：富于细胞型、乳头状型、透明细胞型、伸长细胞型；

（4）间变性室管膜瘤。

五、脑胶质瘤有什么早期症状？

症状主要有两方面的表现，一方面是颅内压增高及其伴发症状，如头痛、呕吐、视力减退、复视、癫痫发作和精神症状等，另一方面是脑组织受肿瘤的压迫、浸润、破坏所产生的局灶定位症状。

1. 头痛 常是早期症状之一。大多为跳痛、胀痛，呈阵发性或持续性，时轻时重，多发生于清晨。随着肿瘤的发展，头痛逐渐加重，持续时间延长。

2. 呕吐 为主要症状之一，也可以是首发症状。常伴发于严重头痛时，亦常见于清晨，一般与饮食无关。

3. 视盘水肿 是颅内压增高的一个重要征象，可致视神经继发萎缩，视力下降。

4. 癫痫 一部分肿瘤患者有癫痫症状，并可为早期症状。发作类型常为部分型，也可为全身型。

5. 精神障碍 肿瘤位于额叶者易出现。可表现为性格改变、淡漠、言语及活动减少、注意力不集中、记忆力减退、对事物不关心、不知整洁等。

6. 局灶症状 局灶症状依肿瘤所在部位产生相应的症状，进行性加重。特别是恶性胶质瘤，生长较快，对脑组织浸润破坏，周围脑水肿亦显著，局灶症状较明显，发展亦快。在脑室内肿瘤或位于静区的肿瘤早期可无局灶症状，而在脑干等重要功能部位的肿瘤早期即出现局灶症状。

六、为什么脑胶质瘤会导致癫痫？

癫痫发作的原因多由于肿瘤的直接刺激或压迫所引起。据文献报道脑胶质瘤患者伴癫痫发作与肿瘤的病理性质、肿瘤的部位及肿瘤所导致的周围环境变化有关。

病理性质方面邻近大脑皮质缓慢生长的高分化胶质瘤，如少枝胶质细胞瘤、神经节胶质瘤及低级别星形细胞瘤等，易于继发癫痫，主要为星形细胞瘤Ⅰ～Ⅱ级，占42.5%（17/40）；继发癫痫的胶质瘤大多为低度恶性胶质瘤，低分化型或高度恶性胶质瘤则较少。现代神经生理研究提示抽搐的发生与神经元细胞膜未受损有关，故生长缓慢的低度恶性胶质瘤较多引起癫痫，而迅速生长的恶性胶质瘤，因更易损害神经元和大脑皮质，故癫痫的发生率较低。

部位方面额叶胶质瘤的癫痫发病比例最高，占52.5%（21/40）；其次为颞叶，占30.0%（12/40）。额叶胶质瘤的癫痫发病率高，与其本身所具备的生理特点有关。首先，额叶体积在各脑叶中最大，肿瘤发生的概率也最高；其次，额叶与下丘脑、基底节、脑干联系广泛，额叶的神经元放电容易扩展到上述部位，引起全身癫痫大发作。

大脑不同部位兴奋和抑制肿瘤所导致的周围环境变化方面，癫痫发生在水肿和占位效应明显的胶质瘤病例中的发病率并不高，而发生在具有钙化的胶质瘤病例中的概率很高。少枝胶质细胞瘤癫痫发生率很高，此与少枝胶质细胞瘤容易产生钙化有关。由此推测，胶质瘤诱发癫痫的机制可能是浸润性生长的肿瘤细胞改变了周围正常神经元的兴奋性，使之成为癫痫发作的起搏点。而恶性程度高的肿瘤对周围神经元及其轴突起破坏性作用，使得癫痫的发生和传播受阻。

总之肿瘤主体位于额叶、颞叶，具有钙化、肿瘤累及皮质和无明显占位效应的胶质瘤容易引发癫痫，低级别胶质瘤患者癫痫发病率明显高于高级别胶质瘤患者。结论是脑胶质瘤所致癫痫与其病理类型、肿瘤生长部位及特征有关，癫痫发作类型与肿瘤所在部位密切相关。

七、星形细胞瘤是恶性肿瘤吗？

WHO 分级为 Ⅰ～Ⅱ级的星形细胞肿瘤与少突胶质细胞瘤统称为低级别胶质瘤，WHO 分级为Ⅲ～Ⅳ级的星形细胞肿瘤与少突胶质细胞瘤统称为高级别胶质瘤。星形细胞瘤为浸润性生长肿瘤，多数肿瘤切除后有复发可能，且复发后肿瘤可演变成间变性星形细胞瘤或多形性胶母细胞瘤。故现在有观点认为其是恶性肿瘤。星形细胞瘤有 4 种病理形态，即原浆型、纤维型、肥胖细胞型及混合型，纤维型中又分弥漫型和局灶型两类。

八、胶质母细胞瘤的预后情况怎样？

胶质母细胞瘤，是星形细胞肿瘤中恶性程度最高的胶质瘤，属 WHO Ⅳ级。胶质母细胞瘤可原发于脑实质内，亦可呈继发性，胶质母细胞瘤患者预后差，95%未经治疗的患者生存期不超过 3 个月。患者预后与多因素有关：患者年龄在 45 岁以下，术前症状超过 6 个月，症状以癫痫为主而非精神障碍，肿瘤位于额叶和术前状况较好者生存期稍长；肿瘤切除程度影响患者生存期，部分切除或行肿瘤活检者术后 6 个月及 2 年的生存率为肉眼肿瘤全切患者的一半，肿瘤全切除对改善患者神经系统症状有帮助；放化疗可延长患者的生存期。胶质母细胞瘤患者经肿瘤切除、放疗、化疗等综合治疗后，国外 Stupp 等报道平均生存时间为 14.6 个月，5 年生存率为 9.8%。

九、少突胶质细胞瘤的诊断要点有哪些？

1. 发病率　少突胶质细胞瘤约占颅内胶质瘤的 4%，成人多见，好发于中年前后，平均发病年龄为 38～45 岁，男性多于女性，男性占 60%。80%以上的少突胶质细胞瘤位于大脑半球白质内，以额叶最多见，约占半数，其次为顶叶、颞叶，侧脑室及后颅窝内少见。

2. 病理　少突胶质细胞瘤呈淡红至灰色，质地中等，40%肿瘤内有钙化团，20%有囊性变。由于胞质肿胀，核周出现空晕，使肿瘤细胞呈煎蛋样，成片的肿瘤细胞呈蜂窝状。部分肿瘤内可见成堆的微囊变、黏液性变性与坏死。肿瘤边缘可见星形胶质增生。

3. 临床表现　少突胶质细胞瘤患者病程较长，平均 4 年。部分患者是由于车祸或者体检等被偶然发现，称为偶然发现的无症状低级别胶质瘤。对于大多数少突胶质细胞瘤患者而言，癫痫为首发症状，见于 50%患者，85%的患者有癫痫发作，以癫痫起病的患者一般病程均较长。除癫痫外，患者尚有失痛（80%）、精神障碍（50%）和肢体无力（45%）等表现。主要的神经系统体征为偏瘫（50%）和视神经盘水肿（50%）。病程多为渐进性发展，可有突然加重。

4. 影像学表现　少突胶质细胞瘤最显著的特点是钙化。50%的患者头颅 X 线平片可见不规则斑块状钙化影。在 CT 上，90%的肿瘤内有高密度钙化区，时常在肿瘤周边部。头颅 MRI 示肿瘤区 T1W 图像为低信号，T2W 图像为高信号，钙化区有信号缺失现象，瘤周脑组织水肿不明显。

十、目前脑胶质瘤的临床治疗方案有哪些？

1. 手术治疗

（1）手术前必须根据病情轻重缓急，患者体质状况，年龄大小以及肿瘤的部位、性质、大小与侵犯范围等具体情况进行综合分析，全面考虑、制定合理的手术方案。手术治疗可分为直接切除肿瘤和姑息性（如分流术、减压术等）手术两大类；手术有根据肿瘤被切除的程度可大致分为肿瘤全切除、次全切除、部分切除和肿瘤的病检等。

（2）新技术和设备的应用：近年来，神经内窥镜技术、立体定向和内窥镜辅助显微神经外科手术技术的迅速发展，使肿瘤的切除更精准，进一步降低了手术死亡率、并发症发生率和肿瘤复发率。神经外科导航系统在模拟数字化影像与实际神经系统解剖结构之间建立起动态联系，使手术医师能够透视患者脑内的微细结构，在手术中适时定位，减少或避免了正常组织结构的损伤，而且在手术前的模拟定位计划，使选择最佳手术入路成为可能，减少死亡率和病残率。近来，随着神经影像技术（开放核磁技术）的应用，使术中定位更加精确，完成了对手术靶点的适时定位。此外，在对功能区肿瘤的手术中，采取麻醉清醒状态下，使用神经诱发电位技术定位功能区；以及术前应用功能磁共振扫描确定肿瘤和功能区之间的解剖关系等技术的开展使肿瘤的手术切除进一步精细化,减少了手术并发症的出现。

2. 放射治疗　不同组织病理类型的肿瘤对放射治疗的敏感性不同,一般恶性程度越高对放射治疗越敏感。具体按放射敏感性由弱至强依序为髓母细胞瘤、少枝胶质细胞瘤、室管膜瘤、星形细胞瘤及胶质母细胞瘤。

按放疗与手术的应用程序的不同可分为术前放疗、术中放疗和术后放疗。术前放疗多应用于杀灭肿瘤周围的亚临床病灶,缩小肿瘤体积而提高手术切除率,减少肿瘤播散,一般适用于肿瘤位置深在而又不易达到手术全切除的患者;术后放疗可根据手术和组织学检查的情况,较精确的针对肿瘤床与残余病灶进行,是目前应用最多最广的有效治疗手段;术中放疗是指在手术切除肿瘤以后,术中对病变区域进行的一次性放射治疗,有定位准确、全身及局部反应较小的特点,但亦存在容易感染、出血及切口愈合不良等缺点。

放疗方式:

(1)普通外照射:残瘤较大,>4.0cm。

(2)强调适当分次放射治疗:正在成为胶质瘤放射治疗的主流技术,可减少脑部放射性损伤,治疗范围多为<4.0cm 的恶性肿瘤。

(3)立体定向放射外科治疗(γ刀或X刀):适于病灶<3.0cm,生长部位较深部或功能区的肿瘤。

3. 化学治疗　目前脑胶质瘤进行化疗的指征为临床或影像学证实进展的低级别胶质瘤、术后复发的低级别胶质瘤和恶性胶质瘤。常用较新的化疗药物有伊立替康和 TMZ。

联合用药是化疗中的重要原则之一,许多报告表明,选用细胞周期特异性与非特异性药物联合给药,可明显提高疗效并减少并发症的发生。

4. 免疫治疗　胶质瘤的免疫治疗包括体液免疫的抗体和细胞免疫的过继性免疫以及细胞因子疗法、肿瘤疫苗以及肿瘤的细胞因子基因疗法。

5. 基因治疗　胶质瘤的基因治疗包括:①自杀基因治疗;②免疫基因治疗;③反义基因治疗;④抑制血管生成的基因治疗;⑤控制细胞周期及诱导凋亡;⑥胶质瘤侵袭的基因治疗。

总的来说,脑胶质瘤患者的治疗需要个性化、综合而系统的进行缜密的术前评估与分析、精确的定位和实施合理的治疗方案。目前对于脑胶质瘤患者治疗仍以外科手术、放疗和化疗为基本和主要治疗手段,基因治疗和免疫治疗有希望加强现有的治疗手段。

十一、胶质瘤患者能从放化疗中获益吗?

常规的放疗包括肿瘤周边一定距离的脑组织,但若在放射范围以外还有肿瘤细胞存在,复发就难以避免。然而即使全脑放疗也并不能避免复发。很多肿瘤复发还是在放射区内,其原因可能是肿瘤对所给放射剂量有抵抗,或放射只杀灭了敏感的肿瘤细胞,残存的放射抗拒细胞得以在后来复发。可见,放射治疗的获益似乎仅仅是杀灭放射敏感细胞,但如果有办法使静止期的不敏感肿瘤细胞也对射线敏感,则放射治疗的价值就会明显提高。

化疗在胶质瘤治疗中的重要性已被逐渐认识和肯定,近年来,新的化疗药物,特别是 TMZ 的上市和优化的化疗方案的应用,胶质瘤临床化疗效果有了一定提高。TMZ 联合放/化疗使胶质母细胞瘤患者的 2 年无进展生存从 2% 提高到 11%,2 年生存率从 10% 提高到了 26%。可见,目前胶质瘤化疗还有相当一部分患者没有获益,再者,化疗有效者的获益仍然是有限的。在现有的化疗药物/方案化疗,大多数化疗有效的胶质瘤患者最终还是会复发。

十二、什么是术中唤醒麻醉?

是指通过术中唤醒全身麻醉的患者,使其在清醒状态下,让其按照要求回答问题。问题包括文字语言方面,或者图画辨认等方面,与此同时,运用神经导航和神经电生理技术进行术中神经解剖功能定位,对患者脑功能区组织进行定标,以此来界定病变切除范围并切除病变,有利于术中实时监测可能发生的脑功能区损伤，最大限度的保护脑功能和最大限度的切除肿瘤。当然，唤醒麻醉手术须患者高度配合，所以需要进行详细的术前评估，术中不能配合的患者不能进行唤醒麻醉手术；术前还需要与患者进行详尽交流，以获得良好的术中功能区判定；术中应随时观察患者的变化，若患者出现烦躁不安、挣扎等情况需要及时给药麻醉，以免出现颅内压骤升、脑膨出、颅内出血等并发症。

十三、胶质瘤患者术后常见并发症有哪些？

1. 颅内出血　这主要是由于术后高血压、肿瘤残留或者凝血功能异常（4.8%）或者手术止血不彻底引起，也可因术中颅内压降低过快或硬膜与颅骨剥离。出血以术野及其邻近部位最多见，次之为同侧颅腔或对侧颅腔。有瘤床出血、脑内出血、脑室出血、硬膜外血肿、硬膜下血肿等。

2. 脑水肿　一般在术后5小时出现，48～72小时达到高峰，维持5～7天，逐渐消退，20～30天可恢复正常。也可能进行性加重，继发脑疝，危及生命。原因主要有周围脑组织的损伤、肿瘤切除后局部血流的改变、术中牵拉导致的损伤。

3. 短期神经功能障碍　由于水肿、手术牵拉等引起的短期神经功能障碍（10%）。

4. 术后癫痫　高颅压可影响脑供血，导致缺血、缺氧所致。

5. 术后脑积水　主要由于肿瘤压迫、脑室周围水肿、颅内出血引起。

6. 术后精神症状

（1）颅内出血、水肿、血管痉挛等导致的局灶性神经功能损伤。额叶前部受损表现为精神、情感、人格、行为和智能障碍；颞叶受损引起人格改变，同时伴有记忆障碍，如精神运动性癫痫、突然发作的行为异常等，患者可出现眩晕、幻视或幻听、幻嗅等。

（2）电解质紊乱导致精神障碍。多为突然发作、躁动不安、神经兴奋性增高、不合作。低血钠的症状为躁动、嗜睡、恶心、呕吐、昏迷；高血糖血症可造成脑局部酸中毒，加重术后局部脑组织缺血，导致患者出现精神障碍。

十四、胶质瘤患者术后护理要点包括哪些？

1. 心理护理　疾病使患者身体和精神上遭受双重打击，一方面忍受着疾病给身体带来的各类不良反应，另一方面患者对疾病认知的缺乏，对脑肿瘤的恐惧，以及对手术预后和放化疗疗效的担心，总体表现为思想负担重，有着不同程度的恐惧、悲观、忧郁、焦虑等心理问题。因此护士要加强心理护理，从言语、行动上关心体贴患者，针对存在的心理问题，给予心理疏导和精神上的安慰，使其正确面对疾病，积极主动配合术后治疗及护理工作，耐心讲解疾病有关知识，鼓励患者增强战胜疾病的信心。

2. 严密观察病情　术后严密监测患者的心率、呼吸、血压、血氧饱和度、体温，并观察瞳孔、意识、肢体活动的改变，目的是为了及时发现因瘤腔出血形成的颅内血肿及脑疝。若患者出现意识障碍或意识障碍加深，双侧瞳孔不等大，血压升高，脉搏、呼吸减少等表现，应及时报告医师处理，做好抢救准备工作。

3. 体位护理

（1）术后麻醉未清醒的患者取仰卧位，头偏向健侧，以防呕吐物吸入呼吸道，保持呼吸道通畅；清醒后，血压平稳，可抬高床头15°～30°，有利于静脉血回流和脑脊液回流，以减少颅内血容量和降低颅内压，减轻脑水肿。

（2）幕上开颅术后，应卧向健侧，避免切口受压；幕下开颅术后，早期宜无枕侧卧；去骨瓣减压窗处禁止受压。

（3）患者颈部要自然放松，过度扭曲则影响静脉血回流，翻身时应扶持头部，使头颈成直线，避免扭转。

4. 饮食　一般手术后，患者清醒，次日可进流食，第二天进半流食，逐渐过渡到普食，给予高热量、高蛋白、高维生素、易消化饮食。

5. 管道的护理

（1）头部引流管的护理：对于术后放置头部引流管的患者，应注意观察头部敷料是否清洁、干燥，保持引流通畅，防止引流管受压、扭曲、折叠，翻身时护士应确认引流管接口勿脱落，密切观察引流管是否通畅，观察引流速度快慢，如发现引流管欠通畅及引流液较多时应及时报告医师处理。防止渗出过多颅内积液而致颅内压增高，同时防止引流液逆流造成颅内感染。每日要密切观察并记录引流液的量、颜色及性状。

（2）留置尿管的护理：留置尿管的患者，应按时行尿道外口护理。根据患者的具体情况，尽早拔除尿管，防止发生泌尿系感染，拔除不了的要定时夹闭，定时开放，训练膀胱收缩功能。

6. 并发症的护理

（1）颅内出血及脑水肿：全麻清醒后，血压平稳，抬高床头 15º～30º，以达到促进颅内静脉回流减轻脑水肿的作用；吸氧 2～3L/min，保持呼吸道通畅及排便通畅，避免剧烈咳嗽及用力排便；如患者烦躁不安、疼痛不能耐受，在排除颅内高压的情况下，可给予适当的镇静药、止痛花；严密观察患者意识、瞳孔、生命体征及肢体活动的变化，1 次/小时，给予持续心电监护；严格遵医嘱使用脱水药，限制水盐入量，及时监测电解质，准确记录 24 小时出入量。

（2）癫痫：癫痫发作可加重颅内压升高、脑缺氧和缺血，诱发脑水肿及代谢性酸中毒，因此护士要严密观察患者有无癫痫发作的先兆，遵医嘱预防性使用抗癫痫药物。

1）床旁备吸氧、吸痰装置，严密观察癫痫发作的部位、持续时间、间隔时间、发作时的症状、发作后的情况及用药剂量并准确记录。

2）癫痫发作时，应立即使患者平卧头偏向一侧，解开衣领，腰带，将牙垫或压舌板从白齿处放入上下牙之间防止咬伤舌及颊部，同时避免舌后坠影响呼吸。保持呼吸道通畅，及时清除口鼻腔的分泌物，防止误吸和窒息，给予高流量氧气吸入，改善患者机体缺氧状况，并遵医嘱给予抗癫痫药物及脱水药，控制癫痫发作，降低颅内压，减轻脑水肿。大剂量使用抗癫痫药物时会干扰患者的觉醒，应注意与昏迷鉴别。

3）注意做好防护工作，床头放置软枕，以免碰伤头部；防止患者肢体自伤或伤及他人，但应避免用力过大，防止肌肉撕裂、骨折或关节脱位；癫痫发作或发作后不安的患者应倍加防护，避免坠床而发生意外。

（3）脑积水：严密观察患者的意识、瞳孔、头痛、呕吐、记忆力情况，注意有无抽搐、步态不稳、痴呆、反应迟钝、行为异常等；对于颅内压正常的脑积水患者，协助医师行腰椎穿刺测脑脊液压力，并适当引流脑脊液，同时严格无菌操作，做好引流管的护理；对于行分流术的患者，尤其要关注头痛的程度及分流阀的情况，定时指压分流阀，观察分流阀的弹性，及时发现有无分流过度、分流不足、分流系统堵塞。

7. 健康宣教
根据不同患者的需求，向患者及其家属宣教健康保健知识，指导饮食休息，保持乐观情绪，按时服药，适量运动，对于术后行放化疗的患者指导其定时复查血常规、肝肾功能。制订个性化康复训练计划。护士应在患者出院前向患者及其家属进行详细说明，同时做好随访工作，要求患者定时复查头颅 CT 或 MRI。

十五、胶质瘤患者住院期间需要怎样的心理指导？

胶质瘤是最常见的恶性肿瘤，发病率高、复发率高、病死率高，而治愈率低。患者心理负担重，在知道病情时通常有 2 种心理反应：一是渴望生活，有强烈的求生欲望，即使所患疾病不能治愈，也希望能够延长生命；另一种反应是恐惧、消极、悲观、焦虑等心理问题。因此我们要根据患者的文化程度和性格进行个性化心理指导。多与患者及其家属沟通交流，倾听患者的反应，了解其心理状态。耐心解答患者及其家属的疑问。对于文化素质高渴望生活的患者，介绍疾病相关知识，消除顾虑，使其自愿接受手术，更好的配合手术；对于文化程度低，性格内向，消极悲观的患者，给其情绪上支持和鼓励，取得其家属的配合，使患者对手术抱有希望，树立战胜疾病的信心。手术后出现并发症，此时，患者在心理上对疾病恢复失去信心，对恢复工作失去希望，因而出现烦躁、忧郁、甚至轻生。对这样的患者必须给予同情、关怀、鼓励，帮助其按计划进行治疗和康复。护士的行为、态度、表情都会对患者心理产生不可低估的影响，通过这些去影响患者的感受和认识，以改变其心理状态。注意语言要有礼貌性、安慰性，任何冷淡、鲁莽、粗暴、高傲的言语都必然会恶化患者的心理状态。有条件的应争取做些心理方面的检查，正确评价患者心理状态，争取心理专业人员的治疗，对患者会更有利。

第三节 脑 膜 瘤

一、什么是脑膜瘤?

脑膜瘤是起源于脑膜及脑膜间的衍生物。它们可能来自硬膜成纤维细胞和软脑膜细胞，但大部分来自蛛网膜细胞，也可以发生在任何含有蛛网膜成分的地方，如脑室内脑膜瘤来自于脑室内的脉络丛组织。脑膜瘤的发病率高，仅次于脑胶质瘤，约占颅内肿瘤的20%。女性多于男性，为2：1。各年龄段均可发生，平均年龄（59±15）岁，发病的高峰年龄在45岁，但儿童少见。一般为单发，少数多发。好发部位以大脑半球矢状窦最多，其次为大脑镰、大脑凸面、蝶骨嵴、外侧裂、小脑幕、小脑桥脑角、鞍结节、嗅沟、岩骨尖、斜坡及脑室内等，偶见于颅外，为异位脑膜瘤。绝大部分为良性，极少数为恶性。一般病程较长。

脑膜瘤的发生可能与一定的内环境改变和基因变异有关，并非单一因素造成的，包括颅脑外伤、反射性照射、病毒感染以及合并双侧听神经瘤等因素。脑膜瘤呈类圆形生长，包膜完整，与脑组织边界清楚。病理分为内皮型、成纤维型、血管型、砂粒型、混合型或移行型、恶性脑膜瘤及脑膜肉瘤。

二、脑膜瘤的好发部位有哪些?

脑膜瘤大部分来源于蛛网膜细胞，少数来源于硬膜成纤维细胞和软脑膜细胞。可以发生在所有含蛛网膜成分的部位，如脑室内脑膜瘤。脑膜瘤是颅内最常见的良性肿瘤，占颅内肿瘤的15%～24%（平均为19%），发病率仅次于胶质瘤。脑膜瘤可以发生在颅内任何的部位，好发部位靠前依次是矢状窦旁和大脑镰旁，大脑凸面，蝶骨嵴，嗅沟、鞍结节，桥小脑角，小脑幕，颅中窝，斜坡。

三、脑膜瘤是良性肿瘤吗?

脑膜瘤是颅内最常见的良性肿瘤，有完整的包膜，不浸润脑组织，只是压迫或嵌入脑组织内。发病率在中枢神经系统原发肿瘤中为第二位，占颅内肿瘤的15%～24%，成年人发病率占中枢神经系统肿瘤近30%，而儿童及青少年的发病较低，约占0.4%～4.6%，女性发病率略高于男性并随年龄增长发病率升高。脑膜瘤的发生与蛛网膜有关，可发生于任何有蛛网膜细胞的部位（脑与颅骨之间、脑室内、沿脊髓），特别是与蛛网膜颗粒集中分布的区域相一致。脑膜瘤多与硬脑膜相粘连，但亦可与硬脑膜无关联，如发生在脑室内的脑膜瘤。脑膜瘤质硬，生长缓慢，是边界清楚（非侵袭性）的良性病变，以手术全切根治为主，预后良好，复发危险度低，少数可呈恶性和（或）快速生长。

四、脑膜瘤的首发症状包括哪些?

1. 首发症状 肿瘤的部位与患者的症状密切相关，主要以头痛和癫痫为首发症状，但约70%的患者表现为不明原因的癫痫发作。发作形式可以是单侧肢体抽搐、麻木或感觉异常，亦可以是四肢抽搐全身发作。

2. 颅内压增高症状 早期多不明显，尤其是高龄患者，由于脑组织有不同程度的萎缩，肿瘤体积很大时也没有颅内压增高症状。有的仅表现为轻微的头痛，注意力不集中，CT扫描无意中发现脑膜瘤，出现增高症状时，往往肿瘤的体积已经很大，眼底视神经盘水肿十分严重。患者先有明显视力障碍以后，才能出现头痛和呕吐的表现。有的甚至是视力下降，如矢状窦脑膜瘤等。有时患者眼底水肿已经很严重，但头痛的症状不明显。

3. 局灶症状 根据肿瘤发生部位不同，可以出现相应脑受损表现，如偏瘫、失语、肢体麻木等。很多患者的首发症状可以是癫痫。

4. 局部表现 肿瘤对颅骨的影响，有些是增生，表现为颅骨局限性隆起；有些是破坏，表现为肿瘤直接侵犯到皮下。

五、脑膜瘤的临床特征有哪些?

1. 具有颅内占位病变的共同表现，如进行性头痛、呕吐和视盘水肿等颅内压增高症状。

2. 通常生长缓慢、病程长，一般为2～4年。但少数生长迅速，病程短，术后易复发和间变，特别见于儿童。脑膜瘤的复发与肿瘤的组织学特点有密切关系。组织学上良性脑膜瘤术后5年复发率为3%，25年为21%；不典型脑膜瘤术后5年复发率为38%；间变型脑膜瘤术后5年复发率为78%；其他研究发现良性脑膜瘤复发的中位时间为术后7.5年，不典型肿瘤为2.4年，间变型为3.5年。

3. 肿瘤长得相当大，症状却很轻微，如眼底视盘水肿，但头痛剧烈。当神经系统失代偿，才出现病情迅速恶化。这与胶质瘤相反，后者生长迅速，很快出现昏迷或脑疝，而眼底却正常。

4. 多先有刺激症状，如癫痫等，继以麻痹症状，如瘫痪、视野缺失、失语或其他局灶症状。

5. 脑膜瘤血供丰富，通常有双重供血。

六、不同部位脑膜瘤有什么不同的临床表现?

1. 中央区 可有对侧的中枢性面瘫、单瘫或偏瘫及偏感觉障碍。优势侧半球受累可出现运动性失语；如有癫痫发作，以全身性发作较多，发作后抽搐肢体可有短暂瘫痪。

2. 额叶 主要表现为精神症状，如淡漠、情绪欣快，无主动性。记忆力、注意力、理解力和判断力减退，大小便不自知。典型病例有强握反射及摸索动作。癫痫发作以全身性多见。

3. 顶叶 感觉障碍为主，以定位感觉及辨别感觉障碍为特征。肢体的位置感觉减退或消失，可能有感觉性共济失调征。优势侧病变可有计算不能、失读、失写、自体失认及方向位置等定向能力丧失。

4. 颞叶 可有对侧同向性象限盲或偏盲。优势侧病变有感觉性失语，癫痫发作以精神运动性发作为特征。有幻嗅、幻听、幻想、似曾相识感及梦境状态等先兆。

5. 枕叶 亦有幻视，常以简单的形象、闪光或颜色为主。有对侧同向性偏盲，但中心视野常保留。优势侧病变可有视觉失认、失读及视力变大或变小等症。

6. 岛叶 主要表现为内脏反应，如打嗝、恶心、腹部不适、流涎、胸闷、气往上冲及血管运动性反应等。

七、目前脑膜瘤的最佳治疗手段是什么?

1. 手术切除 是脑膜瘤最有效、最基本的治疗方法。在最大限度保护神经功能的基础上应争取完全切除，并切除受肿瘤侵犯的脑膜与骨质，以期根治。脑膜瘤属于脑实质外生长的肿瘤，绝大多数属良性，如能早期诊断，在肿瘤尚未使周围的脑组织与重要脑神经、血管受到损伤之前手术，应能达到治愈的目的。

2. 用微创性的伽马刀治疗

（1）肿瘤直径在3cm以内；

（2）肿瘤生长在脑深部、多发或颅脑底部、脑的重要功能区或神经血管密集部位的肿瘤；

（3）开颅手术不能完全切除而残留的肿瘤或手术后肿瘤复发者；

（4）年老体弱或因身患其他严重疾病而无条件接受开刀手术者，当肿瘤直径超过3.5cm时可采用伽马刀分次治疗。对于脑深部、多发或颅底脑膜瘤，尤其是海绵窦、脑干腹侧、岩斜等处的脑膜瘤，开颅手术难度高，往往不易全部切除，选用伽马刀可以有效控制肿瘤，避免手术对脑神经的损伤。

3. 栓塞疗法　包括物理性栓塞和化学性栓塞两种。前者本身阻塞肿瘤供血动脉和促使血栓形成，后者则作用于内皮细胞，诱使血栓形成，从而达到较少脑膜瘤血供的目的。两种方法均作为术前的辅助治疗，且只限于颈外动脉供血为主的脑膜瘤。

4. 化学治疗　用于复发、不能手术的脑膜瘤，如羟基脲、干扰素等。

八、影响脑膜瘤预后的因素有哪些？

影响脑膜瘤的预后因素是多方面的，除了患者年龄、身体状况等个体差异之外，脑膜瘤的生长部位、恶性度、浸润范围以及有无转移是影响预后的重要因素。发生大脑凸面的脑膜瘤多数都有清楚的界面，不侵犯周围组织，较易切除干净，术后复发率低或不复发，多数预后良好。据统计，肉眼下全切除肿瘤患者的 5 年复发率大约为 7%，10 年复发率大约为 20%。而发生在深部或颅底的脑膜瘤由于部位特殊则难以完全切除；恶性度高的脑膜瘤具有较高的侵袭能力，常常伴有周围脑组织浸润，更不易切除干净，术后复发率高，预后较差。有文献报道脑膜瘤的复发率随其恶性度的增高而增加，恶性度级别高（WHO Ⅱ～Ⅳ级）的脑膜瘤全切术后 5 年复发率可高达 50%～84%。

九、怎么处理脑膜瘤复发？

脑膜瘤首次手术后，如在原发部位有少许残留，则很可能发生肿瘤再生长并复发。恶性和非典型脑膜瘤的 5 年复发率分别为 38% 和 78%。造成良性脑膜瘤复发的原因有两个，一是由于肿瘤侵犯或包裹重要神经和血管组织时未能完全切除而残留，如海绵窦脑膜瘤；二是由于肿瘤浸润生长，靠近原发灶周边或多或少残存一些瘤细胞。脑膜瘤术后复发多见于被肿瘤侵犯的硬脑膜。

治疗原则：

1. 放射治疗　放射治疗可能有效，可使平均复发时间延长。考虑到放射治疗可能引起放射性损伤和坏死等不良反应，对肿瘤可能复发的患者也可先行 CT 或 MRI 随访，发现明确复发迹象时再行放射治疗。

2. 手术切除　根据患者年龄、身体状况、症状和体征，以及影像学资料等，决定是否再次手术。再次手术的结果不仅仅取决患者年龄和一般状态，还取决于肿瘤的部位，如蝶骨嵴脑膜瘤，复发时若已长入海绵窦，再次手术的困难会更多；但复发的上矢状窦旁脑膜瘤，如已侵犯并阻塞上矢状窦，二次手术可将肿瘤及闭塞的上矢状窦一并切除而获得治愈。

第四节　垂 体 腺 瘤

一、什么是垂体腺瘤？

垂体瘤是一组从垂体前叶和后叶及颅咽管上皮残余细胞发生的肿瘤，是颅内常见三大良性肿瘤之一。男性略多于女性，垂体瘤通常发生于青壮年。

二、垂体腺瘤按其形态学分类可分为哪些类型？

1. 微腺瘤　直径＜1cm。

2. 大腺瘤　直径 1～3cm。

3. 巨大腺瘤　直径＞3cm。

三、诊断垂体腺瘤的辅助检查方法有哪些？

1. 内分泌检查　抽血查激素全套，包括生长激素、皮质醇、雌二醇、黄体生成素、黄体酮、卵泡刺激素、肾上腺皮质激素、睾酮、催乳素（prolactin，PRL）、甲状腺激素，可以确定肿瘤的性质，判定预后及疗效。

2. 头颅 X 线平片　可见蝶鞍扩大或骨质破坏。

3. 脑血管造影 当肿瘤突破鞍膈时，可见颈内动脉向外推移等改变。

4. 头颅 CT 检查 是目前诊断垂体腺瘤的主要方法之一，可以显示肿瘤大小、形态、密度及发展方向，但是难以发现直径<5mm 的微腺瘤。

5. 头颅 MRI 检查 能显示正常垂体及垂体腺瘤，成像清晰。但是对鞍底骨质改变和瘤内出血等情况不如 CT 清楚。

四、垂体腺瘤有哪些共同表现？

表现有泌乳、闭经、不孕、性功能障碍、头晕、头痛等，可出现巨人症、向心性肥胖、水牛背、发作性高血压、一旦肿瘤过大，压迫周围重要神经结构，可出现视野缩小、视力下降、复视、眼球突出、恶心、呕吐。

五、不同类型垂体腺瘤有什么不同的内分泌表现？

1. 垂体催乳素腺瘤（PRL 腺瘤） 是最常见的垂体功能性腺瘤，占垂体腺瘤的 40%～60%，多见于 20～30 岁。

女性 PRL 腺瘤表现为典型的闭经、泌乳、不育三联症。

（1）闭经：约占 90%。表现为月经减少、不规律或月经规律但量少、闭经。

（2）泌乳：多数患者为自发性乳白色液体由乳头溢出，部分患者在挤压乳房时出现。

（3）不育：约占 63%，为不孕症最常见的原因之一。

男性 RPL 腺瘤并不少见，由于临床症状较隐袭，内分泌症状易于忽视，未引起患者足够重视或多在男性科就诊，常常被确诊时已是晚期。早期症状多为性欲低下、阳痿、早泄、毛发稀疏、睾丸小等，晚期出现头痛、视力、视野障碍。内分泌学特点：正常 PRL≤20μg/ml。血浆 PRL 值>20μg/ml，为高泌乳素血症，如 PRL>200μg/ml，有明显临床意义。

2. 垂体生长激素腺瘤 占垂体腺瘤的 20%～30%，如发生在青春期前，表现为巨人症，发生在成年则出现肢端肥大症。肢端肥大症表现为头颅、下颌增大、眉宇高耸、鼻翼嘴唇增厚、手足等末端肥大、皮肤粗厚、内脏增大、骨关节病变及睡眠、呼吸暂停综合征等，此外伴有糖尿病、高血压及心脏血管疾病、呼吸系统疾病、代谢紊乱等，以及结肠癌等恶性肿瘤。当肿瘤增大时可出现头痛、视力视野障碍甚至颅内压增高。内分泌特点：正常血浆 GH<5μg/L，如血浆 GH>10μg/L，则有临床意义。IGF-1 常增高（超过同年龄、同性别范围参考值）。同时要用葡萄糖负荷后血清 GH 水平是否被抑制到正常来判断。

3. 垂体促肾上腺皮质激素（adrenocorticotropic hormone，ACTH）**腺瘤**（ACTH 腺瘤） 常见于 20～40 岁，女性多于男性，临床表现为向心性肥胖、痤疮、多毛、多血质面容、紫纹、满月脸、水牛背、高血压、骨质疏松等。男性可以出现性功能低下，女性可出现月经紊乱和不育。部分患者出现浅表真菌感染、呼吸道感染、精神异常、代谢障碍等。内分泌学特点：血 ACTH<80pg/ml（正常值），如血尿皮质醇超过正常值，即可诊断垂体 ACTH 腺瘤，通过地塞米松抑制试验与肾上腺肿瘤、异位 ACTH 腺瘤相鉴别。

4. 垂体促甲状腺素（thyroid stimulating hormone，TSH）**腺瘤**（TSH 腺瘤） 约占垂体腺瘤的 1% 以下。临床表现为甲状腺功能亢进症状（心慌、怕热、肢体颤抖、脾气暴躁、消瘦等），伴有鞍区占位症状（头痛、视力视野障碍）。内分泌学特点：血清甲状腺激素水平和 TSH 水平同时升高，在 80% 的 TSH 腺瘤中，糖蛋白激素的 α 亚基产生增多并可以测出 α 亚基与 TSH 的比例大于 1，为诊断 TSH 腺瘤的辅助证据。

5. 无功能垂体腺瘤 约占垂体腺瘤的 25%。包括促性腺激素腺瘤、裸细胞腺瘤、嗜酸细胞瘤。有垂体功能低下表现（乏力、怕冷、多汗、性欲减退，男性出现阳痿、早泄等），伴有鞍区压迫症状（视力减退、视野缺损）。部分患者可以出现垂体卒中，占 1%～2%，临床表现为突然剧烈头痛、呕吐、视力锐减、复视、眼肌麻痹等。这是由于垂体瘤内的异常血管及紧靠鞍膈的垂体上动脉受压破裂所致。瘤内压力和体积的急剧升高造成肿瘤迅速扩张，导致海绵窦内结构的机械压迫，可能会造成部分或全部，暂时或永久性垂体功能低下。尿崩症作为垂体卒中的并发症十分罕见，这与垂体后叶有自身的血供，通常能避免损害有关。

内分泌学特点：有垂体功能激素水平低下，由于垂体柄受压，部分患者可以出现中度高 PRL 血症。

六、垂体腺瘤患者有哪些治疗方法？

垂体瘤的治疗主要包括手术、药物及放射治疗 3 种。但是没有 1 种方法可以达到完全治愈的目的，各种治疗方法各有利弊，应该根据患者垂体瘤的大小、激素分泌的情况、并发症及共患疾病的情况、患者的年龄、是否有生育要求以及患者的经济情况制订个体化治疗方案。

七、垂体腺瘤治疗常用药物是什么？

1. PRL 腺瘤治疗药物

（1）溴隐亭：该药是一种部分合成的麦角生物碱溴化物，为多巴胺增效剂。对女性患者，服药后 2 周溢乳可改善，服药约 2 个月后月经可恢复，并且 90%停经前妇女可恢复排卵及受孕；对男性患者，服药后数周性功能恢复，3 个月后血睾酮浓度增加，1 年内恢复正常，精子数亦可恢复。可使 60%的肿瘤缩小，使患者头痛减轻、视野改善。

（2）喹高利特（诺果亭）：是一种新型非麦角类长效多巴胺 D_2 受体选择性激动药，对 PRL 的抑制作用是溴隐亭的 35 倍，消化道不良反应少。药物半衰期为 11～12h，故多数患者每天仅需服药 1 次。

（3）培高利特：系国产麦角衍生物，亦是多巴胺激动药，能作用于 PRL 细胞膜内多巴胺受体，抑制 PRL 合成与分泌。

2. GH 腺瘤治疗药物

（1）奥曲肽：是生长抑素衍生物，能较特异地抑制 GH，且较生长抑素有更强的生物活性（抑制 GH 的活性比生长抑素高 102 倍）。该药治疗后可使 2/3 以上的肢端肥大症患者的 GH 水平降至正常，20%～50%的患者肿瘤缩小，同时对 TSH 分泌腺瘤和促性腺素瘤亦有治疗作用。

（2）BIM23014（BIM～LA）：是一种新长效型（缓慢释放）生长抑素类似物，可避免重复注射或持续给药的不便，每 2 周注射 1 次。

（3）溴隐亭：对肢端肥大者亦有治疗作用，治疗后 GH 水平降低者占 2/3，但降至正常者仅 20%，且治疗剂量较高 PRL 血症者明显为大，每天用量常达 15～50mg。

（4）其他药物：赛庚啶可直接抑制 GH 分泌，有一定疗效。雌二醇作用于周围靶组织对 GH 起拮抗作用，使症状减轻。另有醋酸甲地孕酮（甲地孕酮）、氯丙嗪、左旋多巴等。

3. ACTH 腺瘤治疗药物　许多药物已被用于治疗该病，包括 5-羟色胺拮抗药赛庚啶、利他赛宁、多巴胺激动药溴隐亭和肾上腺功能抑制药或毒性药如酮康唑、米托坦（密妥坦）、美替拉酮（甲吡酮）、氨鲁米特（氨基导眠能）等。

（1）赛庚啶：可抑制 5-羟色胺刺激促肾上腺皮质激素释放激素（corticotropin releasing hormone，CRH）的释放，使 ACTH 水平降低。每天剂量 24mg，分 3～4 次给予，疗程 3～6 个月，缓解率可达 40%～60%，对纳尔逊综合征也有效，但停药后症状复发。适用于重患者的术前准备及术后皮质醇仍增高者。

（2）利他赛宁：新型长效 5-羟色胺拮抗药，每天 10～15mg，连服 1 个月左右，效果较好且无明显不良反应，但停药后症状往往复发。

（3）酮康唑：作为临床应用的抗真菌药，能通过抑制肾上腺细胞色素 P-450 所依赖的线粒体酶而阻止类固醇合成，并能减弱皮质醇对 ACTH 的反应。每天剂量 400～800mg，分 3 次服用，疗程数周到半年，较严重的不良反应是肝脏损害。

八、垂体瘤有哪些手术入路？

垂体瘤是生活中常见的肿瘤疾病，很多垂体瘤患者在治疗方式上，都选择了保守手术治疗，手术是否成功根据主治医师的临床经验及医院的医疗设备水准而决定。

垂体瘤的手术治疗有经蝶窦入路手术和经额开颅手术两类，由于肿瘤位于颅底中部蝶鞍的垂体窝内及蝶鞍内，手术位置深，周围有许多重要的神经血管结构，手术相对复杂且风险性较高，尤其对于那些巨大的侵袭性垂体腺瘤患者来说手术风险更大。

传统开颅手术指通过机械设备打开患者颅骨，对病灶直接进行切除的手术。开颅手术需要全身麻醉、住院以及抗感染治疗，有一定的风险性。

经蝶窦入路手术指通过从鼻中隔为手术通道，进行垂体瘤切除的手术。由于适用了显微镜，手术创伤较传统开颅手术小，并发症少，住院仅需7～8天而成为一种新的手术方式。

九、经鼻蝶入路垂体腺瘤切除围术期有哪些护理注意事项？

1. 术前护理

（1）心理护理：垂体瘤由于病程长，常伴有头晕、头痛、视力减退、肢端肥大、性功能障碍、闭经泌乳等症状，使患者思想负担重，精神压力大，常有恐惧、焦虑和不安。为此，我们应主动关心体贴患者，与其沟通交流，向患者讲解垂体瘤常见症状及手术的必要性，消除患者顾虑，增强自信心，使其能积极主动配合治疗。

（2）术前适应性训练：术前3天 训练患者用口进行呼吸，以适应手术结束后鼻腔用凡士林纱条填塞。指导患者预防感冒，以免鼻腔充血影响手术操作及术后伤口愈合；指导患者练习在床上仰卧排便，以利术后保持大、小便通畅。

（3）术前常规准备：术前常规检查血常规、出凝血时间、心电图、药敏试验等，术前8小时禁饮食、禁水，术前晚保持充足睡眠。

（4）鼻腔准备：因经鼻蝶入路，术前必须使鼻腔清洁、干净、无炎症，否则会直接影响手术的成功。术前3天用氯霉素滴鼻消炎预防；术前剪去鼻毛，剪鼻毛时最好将小剪刀上涂上凡士林，边剪边向外退，这样鼻毛自动粘出，既可以剪净又不易损伤周围的黏膜，或用电动鼻毛器备鼻腔，之后用棉签将鼻孔彻底清洁干净。

2. 术后护理

（1）体位：术后按全麻卧位，头偏向一侧，以免呕吐物误吸引起窒息。全麻清醒6小时后，给予头部抬高15°卧位，以利于颅内静脉回流，预防脑水肿。

（2）观察视力和生命体征：垂体生长在脑的中央部位，其上有视神经，后上为视丘下部，再后为脑干。该部位与其他任何手术一样，术后24小时内最可能出现的是瘤床出血而出现局部压迫，直接影响视力和意识状态。所以在观察生命体征的同时，定时检查患者视力情况为病情观察的重要指标之一。此外，鼻腔填塞且有血性分泌物从后鼻道渗入咽后壁，所以要指导和鼓励患者用口呼吸，随时吐出口腔分泌物。

（3）鼻腔护理：鼻黏膜毛细血管丰富，术毕鼻腔用凡士林纱条填塞，若鼻孔外纱布被血性液体浸湿，应及时更换敷料。如果鼻腔渗血不断，多为纱条填塞不紧，应重新填塞。术后第2天即可拔除凡士林纱条。

3. 术后常见并发症护理

（1）尿崩症：由于手术对垂体后叶及垂体柄的影响，术后尿崩发生率高，应检测每小时尿量，尿量持续200ml/h进行性增多或总量达4000ml/d并伴脱水征象者，如皮肤黏膜干燥、弹性降低、自觉烦渴多饮等，可诊断为尿崩症。严格记录每小时尿量，配合医师进行血生化指标检测，遵医嘱给予双氢克尿噻、鞣酸加压素（长效尿崩停）等药物，同时鼓励患者多吃含钾、钠高的食物，如咸菜、橙汁、香蕉等，必要时给予10%氯化钠溶液静脉滴注或口服补液盐。

（2）脑脊液鼻漏：由于手术中损伤鞍膈，脑脊液鼻漏常发生于术后3～7天，尤其是术后3天拔除鼻腔填塞纱条后，可见患者鼻腔中有清亮的脑脊液流出。应绝对卧床 3～5 天，抬高头部，半卧位，禁止抠鼻、用力咳嗽、屏气，保持大便通畅，加强床边巡视，耐心回答患者疑问，多与患者沟通，使其情绪稳定。

（3）高热：垂体瘤切除时下丘脑功能受损，引起体温调节功能障碍而致高热。术后应严密观察热型及持续时间，区别中枢高热与肺部、泌尿系统感染所致高热。发热时患者慎用冬眠药物，以防引起意识障碍。可给予头枕冰枕、冰帽或全身冰毯，持续体温监测。

（4）视力视野障碍：手术后多数患者视力障碍症状得以改善，但有少数患者视力反而恶化，如不及时处理，则难以恢复。护理时应注意患者术后回病房时的视力情况，在不同距离让患者辨认指数，并把检查结果做好记录，根据检查结果做好患者心理安慰及解释工作，消除其恐惧心理，增加患者战胜疾病的信心，同时，做好患者的生活护理，将物品放置在患者视力好的一侧，并详细告知患者，以方便其拿取，防止碰伤，患者起床活动时，应有人陪伴，防止患者跌倒。

十、垂体腺瘤理想的治疗目标是什么？

消除肿瘤，视神经减压和恢复垂体功能是垂体腺瘤理想的治疗目标。将异常增高的激素水平控制在正常范围；恢复和保存垂体功能；改善由于肿瘤压迫或激素分泌水平过高引起的局部和全身的并发症。

十一、如何做好垂体腺瘤患者及家属的知情同意？

1. 入院记录均在规定时间内患方签字确认。

2. 手术、输血等特殊检查和治疗均有相应知情同意书，并签字确认。

3. 医师在对患者初步诊断后均告知患者及家属疾病的特点、检查、治疗方案、预后、可能出现的并发症及不良反应。

4. 医疗器械的品种、价格的选择均告知患者，由其自由选择。

十二、垂体瘤术后常见的潜在并发症有哪些？

垂体瘤术后常见的潜在并发症有尿崩症、电解质紊乱、继发颅内出血、中枢性高热、脑脊液鼻漏。

十三、患者出现脑脊液鼻漏时应注意什么？

1. 严密观察生命体征，及时发现病情变化。

2. 有脑脊液漏者要绝对卧床休息。按无菌伤口处理，头部要垫无菌小巾和无菌棉垫，并随时更换。

3. 指导患者正确卧位，以利于脑脊液漏的引流。

4. 做好宣传解释工作，告知患者禁止手掏、堵塞鼻腔和耳道，有脑脊液漏的患者应尽量减少用力咳嗽、打喷嚏等动作，防止发生颅内感染和积气。

十四、什么是垂体瘤卒中？

垂体瘤卒中是指垂体瘤内突发出血、梗死或坏死，使得瘤体体积爆发增大，鞍内压力增高，压迫周围结构或相邻组织而引起的一组临床综合征。垂体瘤卒中起病急，伴有剧烈头痛、呕吐，视力、视野改变，眼运动神经麻痹，蝶鞍扩大等表现，也称为垂体腺瘤急性出现综合征，是垂体卒中最常见的原因。

十五、发生垂体瘤卒中该如何治疗？

1. **内分泌治疗**　一经确诊为垂体瘤卒中应立即给予激素替代治疗，同时监测血清电解质水平，防止电解质紊乱。

2. **手术治疗**　当患者出现视力、视野改变或病情急剧恶化，应立即遵医嘱完善术前准备，行手术以解决鞍区周围脑组织受压情况。

第五节 颅咽管瘤

一、什么是颅咽管瘤?

颅咽管瘤是一种先天性肿瘤,起源于残存于垂体周边的扁平上皮,后者经过基因突变形成颅咽管瘤。理论上,颅咽管瘤是良性肿瘤,但是它毗邻垂体、下丘脑等重要结构,手术时难以完全切除,术后容易复发,因此,有"良性肿瘤,恶性行为"的说法。

二、颅咽管瘤的分型有哪些?

根据颅咽管瘤起源部位,从肿瘤大体位置上可以将肿瘤分为鞍膈下型,鞍上脑室外型以及三脑室底内型,罕见完全位于三脑室内的肿瘤。南方医院神经外科经过十余年研究,基于鞍区显微膜性解剖,独创了具有临床指导意义的分型——QST 分型。每种分型又包含数种细化的分型。

三、颅咽管瘤的好发人群包括哪些?

颅咽管瘤没有明显的性别倾向,但是有 2 个好发年龄段,一个是 5～14 岁,另一个是 65～74 岁。

四、颅咽管瘤的好发部位是哪里?

颅咽管瘤好发于下丘脑-垂体轴。成人颅咽管瘤好发于鞍上,儿童颅咽管瘤好发于鞍内。

五、颅咽管瘤的首发症状是什么?

1. 内分泌功能障碍 肿瘤压迫垂体及下丘脑,引起内分泌功能障碍。约 67% 的患者有内分泌功能障碍的表现,15 岁以下患者 78% 出现内分泌症状,其中 40%～46% 的患者以内分泌功能障碍为首发症状。

2. 视力、视野障碍 肿瘤可压迫视神经、视交叉而出现视力、视野障碍,尤其是鞍内型更易出现。70%～80% 患者有视力、视野障碍,且成人较儿童常见。其中 15%～18% 患者为首发症状。

六、成人和儿童的颅咽管瘤临床表现相同吗?

因为成人和儿童颅咽管瘤好发部位不同,因此二者症状有所不同。小儿颅咽管瘤最主要的表现为生长发育较同龄人迟缓,青春期无第二性征和月经来潮,其他表现还包括多饮多尿(尿崩)、视力下降、肥胖、性格改变、头围增大、头痛、呕吐等;成人颅咽管瘤最主要表现为视力下降和性功能下降(不孕不育、阳痿、闭经)。其他还有多饮多尿(尿崩)、怕冷、易疲劳、抵抗力低下等。

七、鞍内颅咽管瘤鉴别要点是什么?

主要需要和鞍区其他常见肿瘤鉴别,如垂体瘤,Rathke 囊肿等。如果患者符合小儿起病、生长发育迟缓、视力进行性下降、脑积水等,需要考虑本病。

八、目前颅咽管瘤的最佳治疗方式包括哪些?

手术治疗目前是治疗颅咽管瘤最主要的方法,手术全切除肿瘤是治愈颅咽管瘤唯一的选择。其他治疗还包括抽取肿瘤囊液+囊内放/化疗,手术部分切除+术后放疗等,其他治疗后可能有长短不一的缓解期,但最终都不能治愈肿瘤。

九、什么是内分泌替代治疗?

内分泌替代治疗就是通过使用外源性的人工合成激素,对体内激素进行补充。

十、激素替代疗法常用的药物有哪些?

激素替代疗法常用的药物有地塞米松、氢化可的松、泼尼松或左甲状腺素片等糖皮质激素药物。由于手术会对下丘脑产生一定程度的损伤,术后相当长的时间内都有内分泌改变,需用激素替代疗法。

十一、激素替代疗法注意事项是什么?

1. 必须严格遵医嘱继续口服地塞米松或泼尼松或左甲状腺素片等糖皮质激素药物 1~2 个月,期间遵医嘱逐渐减量,根据激素检验结果决定可否停药。

2. 不可擅自停药或更改剂量。

3. 糖皮质激素的替代治疗既要充分,又不能过度,过度补充将加重原有的尿崩症状。

4. 减药或停药后若出现精神萎靡、食欲缺乏、乏力等现象,可能为激素量不足所致,立即就近治疗,好转后再恢复早先的口服剂量。

5. 尿崩者要坚持口服去氨加压素片(弥凝)。

6. 糖皮质激素不良反应的观察,包括感染、消化道溃疡、药源性肾上腺皮质功能亢进症、骨质疏松、抑制生长发育及精神症状。

十二、颅咽管瘤手术治疗的目标是什么?

手术目标在于争取全切肿瘤,达到治愈效果。

十三、颅咽管瘤患者术后常出现哪些并发症?

外科手术后,都有术后颅内出血、颅内感染、伤口愈合不良等并发症。就颅咽管瘤本身而言,术后可能出现电解质紊乱、尿崩、下丘脑反应、癫痫发作、垂体功能低下、视力进一步下降、脑积水等并发症,严重时,可能导致患者出现生命危险。

十四、何谓尿崩症? 尿崩症可分为哪几型?

尿崩症(diabetes insipidus,DI)是由于抗利尿激素(antidiuretic hormone,ADH)分泌不足(又称中枢性或垂体性尿崩症),或肾脏对血管加压素反应缺陷(又称肾性尿崩症)而引起的一组症候群,其特点是多尿、烦渴、低比重尿和低渗尿。

在排除液体量不足和有效维持外周循环平衡的前提下,可根据尿量的多少分为 3 型:①24 小时尿量为 3000~4000ml 为轻度尿崩;②24 小时尿量为 4000~6000ml 为中度尿崩;③24 小时尿量为 6000ml 以上为重度尿崩。

按照发病机制分类:①中枢性尿崩症,由于下丘脑视上核、室旁核神经细胞破坏导致精氨酸升压素(arginine vasopressin,AVP)严重缺乏或部分缺乏;②肾性尿崩症,家族性、间质性肾炎、电解质紊乱等引起肾脏对 AVP 不敏感,致肾小管吸收水障碍;③妊娠期尿崩症,具中枢性尿崩和肾性尿崩症特点,常见妊娠后 3 个月发生,分娩后自然缓解,循环 AVP 酶增高,与 AVP 降解增加有关。

十五、尿崩症的诊断要点是什么?

1. 尿量增多,每日可达 4~10L 或患者连续 2 小时每小时尿量超过 300ml(儿童超过 150ml),可有遗尿。常伴烦渴多饮,或发热、脱水,甚或抽搐。

2. 尿比重<1.010,常在 1.005~1.006,尿渗透压<200mOsm/kg。

3. 禁水试验、升压素治疗试验有助于区别中枢性尿崩症或肾性尿崩症。

4. 头颅 X 线片、鞍区 CT 或 MRI 检查发现颅内占位性病变,有助于诊断继发性疾病。

十六、如何防治颅咽管瘤患者术后尿崩?

颅咽管瘤术后尿崩几乎不可避免,早期尿崩可以通过外源性使用去氨加压素,维持水电解质平稳以及出入量稳定。部分患者可出现永久性尿崩,需要终身服用去氨加压素进行替代治疗。

十七、患者出现尿崩症的护理要点有哪些?

1. 重点观察患者多饮、多尿、烦渴等表现及尿量、尿比重,准确记录 24 小时出入量及每小时尿量(留置尿管的患者可使用精密集尿袋),根据出入液量补充液体。意识清醒者嘱多饮水;意识障碍者,术后 2~3 小时给予留置胃管,补充水分及营养。当患者连续 2 小时每小时尿量超过 250ml

（儿童超过 150ml）、尿比重＜1.005 时，用垂体后叶素 12～15U 加入 500ml 液体中静脉滴注或鞣酸加压素 12U 深部肌内注射。尿崩轻者通常先给氢氯噻嗪（双氢克尿噻）、去氨加压素口服治疗，严重者可应用短效后叶加压素，期间要注意控制入液量，以防止水中毒（此时患者可有水肿、抽搐等症发生）。

2. 定期测血清钠、钾、氯，二氧化碳结合率，以及酸碱度和血尿素氮等。及时抽血监测血生化、血常规、血浆渗透压。术后 3～5 天每 12 小时测电解质 1 次。若电解质丢失，可按正常补充；若引起钠滞留（血钠升高及渗透压增高），应限制钠盐摄入；低钠低氯患者补充氯化钠以防脑水肿；为防止低血钾给予口服氯化钾，尿量 1000ml 补氯化钾 1g。

3. 禁止摄入含糖类物质，以免血糖升高导致渗透性利尿，加重脱水。此外，需维持钾、钙、糖在正常水平。

4. 准确记录 24 小时的出入水量，密切观察尿量情况，监测尿比重，保持出入量平衡。

5. 密切观察患者的意识、生命体征及皮肤弹性，及早发现，防止脱水。

6. 保持静脉输液畅通，严密监测中心静脉压（central venous pressure，CVP）变化。

7. 出现水电解质紊乱时，及时处理并密切观察患者用药后的效果，当控制尿崩的药物治疗效果不明显时，应考虑是否为低蛋白血症或高血糖所致，需查肝功能及血糖并适当经静脉输入白蛋白、血浆或使用胰岛素控制血糖（避免经胃肠道或静脉摄入高糖类物质，以免引起血糖升高，产生透性利尿）。

十八、怎样处理颅咽管瘤患者电解质紊乱？

最重要的是密切观察病情，尤其是每小时出入量，维持出入量平衡，每日动态复查 2～3 次电解质，预防为主，防治结合。

十九、什么是高钠血症？高钠血症应如何处理？

当血钠超过 150mmol/L 时为高钠血症。治疗常以口服温开水为主，如不能配合则可以考虑插胃管，经胃管注入温开水（每 2 小时注入 200ml 温开水）。同时，静脉输注无钠液体（如低聚糖或转化糖液体），为了避免大量补液增加心脏负担，需静脉补液及口服温开水时要限制速度。必要时可行血液透析治疗。

二十、什么是低钠血症？低钠血症应如何处理？

血钠低于 135mmol/L 为低钠血症，包括脑性盐耗综合征（cerebral salt wasting syndrome，CSWS）和抗利尿激素分泌不当综合征（syndrome of inappropriate secretion of antidiuretic hormone，SIADH）。前者需充分补液、补盐，进食含盐量较高的食品（如咸菜）和输入生理盐水。后者在补盐的同时要适当限制液体摄入量，成人以 1000～1500ml 为宜。多以静脉和口服补钠相结合，以减轻对肾脏的损伤，同时需严密监测血电解质变化。血钠在正常低值时可以预防性小剂量补充，补钠浓度应＜3%，速度不宜过快，以免引起脑桥中央髓鞘溶解征或脑桥外髓鞘溶解征，造成脑损害甚至死亡。

二十一、什么是中枢低钠血症？

中枢性低钠血症是指鞍区巨大肿瘤切除后，由于手术对垂体柄及下丘脑等重要神经内分泌调节中枢的损伤或干扰，导致患者出现较严重的低钠血症。可分为 CSWS 和 SIADH 2 种。

二十二、CSWS 和 SIADH 的处理原则有何不同？

1. CSWS 是尿排钠增多所致的钠盐减少性低钠血症，治疗方法主要是补钠与补液。

2. SIADH 是因水钠潴留而产生的稀释性低钠血症，治疗上限入水量。

二十三、如何护理 CSWS？

1. 密切观察生命体征、瞳孔及意识的变化　因 CSWS 引起的低钠血症患者可出现头晕、头痛、恶心、呕吐，严重者出现意识模糊、昏迷等症状，应严密观察，并注意做好基础护理。

2. 降温　高热时，应给予头颈部物理降温（冰敷、冰枕、降温毯、冰帽），控制室温在 20~25℃，每小时测量体温，并增加补液量。

3. 调节补液速度

（1）补液过慢，血容量不足，不利于疾病康复。大量补钠与补液，容易引起脑水肿，加重病情。

（2）在静脉输入无钠液体时，补液不宜过快，否则在短时间内输入过多不含电解质的溶液后，可引起癫痫和脑水肿，造成永久性脑损伤。

（3）按医嘱及时补充高渗氯化钠，并给予促肾上腺皮质激素（氢化可的松），以促进肾脏对钠的吸收。

4. 其他　搬运患者时，避免出现体位性低血压。

二十四、颅咽管瘤患儿心理指导有哪些？

应该建立患儿对未来生活的信心，告诉他们手术后，如果肿瘤不复发或者不进展，一般不影响远期生活质量以及从事工作。

二十五、如何指导颅咽管瘤患者饮食？

应该清淡、优质蛋白饮食，低脂，多吃水果蔬菜，少食多餐，防止术后发生代谢综合征。

二十六、如何对颅咽管瘤患者进行随访与疗效评价？

颅咽管瘤患者复发多见于术后 2 年内，术后前 2 年至少每半年行头颅 MRI 检查以及激素水平检查，以后每年至少 1 次以上检查。疗效评价可以根据生活质量评分量表、下丘脑功能量表等进行评估。

第六节　颅内神经鞘瘤与神经纤维瘤

一、什么是听神经瘤？

绝大多数听神经瘤并不是起源于耳蜗神经，而是发生于内听道内的前庭神经髓鞘部分，即少突胶质细胞与髓鞘移行部的施万细胞，故又称为前庭神经鞘瘤。前庭神经又分为前庭上神经和前庭下神经，多数神经鞘瘤起自前庭下神经。是常见的颅内肿瘤之一，占颅内肿瘤的 8%~10%，占桥小脑角区肿瘤的 80%。

二、听神经瘤的首发症状是什么？

首发症状多为耳鸣、耳聋。耳鸣多呈高音调，而且持续时间较短。耳聋发展较缓慢，但持续时间较长。

三、什么是面瘫神经麻痹如何分级？

1. Ⅰ级（正常）　面部所有区域功能正常。

2. Ⅱ级（轻度）

（1）总体：仔细观察时可察觉到轻微的面肌无力，可有很轻微的连带运动。

（2）静态：对称性和张力正常。

（3）运动：①额：中度以上的良好运动；②眼：微用力能完全闭拢；③口：轻微不对称。

3. Ⅲ级（中度）

（1）总体：两侧差别明显，但无损面容，可察觉到并不严重的连带运动挛缩和（或）半面痉挛。

（2）静态：对称性和张力正常。

（3）运动：①额：轻至中度的运动；②眼：用力能完全闭拢；③口：使劲时轻微力弱。

4. Ⅳ级（中重度）

（1）总体：明显无力和（或）毁容性不对称。

（2）静态：对称性和张力正常。

（3）运动：a. 额：无；b. 眼：不能完全闭拢；c. 口：使劲时不对称。

5. Ⅴ级（重度）

（1）总体：刚能察觉到的运动。

（2）静态：不对称。

（3）运动：①额：无；②眼：不能完全闭拢；③口：轻微的运动。

6. Ⅵ级（完全麻痹） 无任何运动。

四、听力检测包括哪些?

1. 耳鼻咽喉常规检查 包括耳郭、外耳道、鼓膜。

2. 听力学检查

（1）客观检查：声导抗测听、耳声发射（otoacoustic emission，OAE）、听性脑干反应（auditory brainstem response，ABR）、40Hz 诱发反应、多频稳态诱发电位（audio steady state response，ASSR）；

（2）主观检查：以受检者主观判断的结果为依据，常用方法包括听觉行为观察（behavior observation auditory，BOA）、视觉强化（visual reinforcement audiometry，VRA）、游戏测听（play audiometry，PA）、纯音测听（pure tone audiometry，PTA），根据年龄和配合程度选择不同的测试方法；

（3）言语测听（2 岁以上）。

3. 影像学检查 鼻咽部 X 线、颞骨 CT、耳部 MRI。

五、什么是前庭功能检查?

通过观察前庭系病变引起的自发体征，或通过用某种生理性或非生理性刺激诱发前庭反应进行观察，以助推断前庭系病变的程度和部位，又称平衡机能检查。

1. 平衡功能检查 平衡障碍的主要症状是偏倒、错指物位、行走或书写障碍。

2. 旋转试验 最常用的方法是巴拉尼氏法。受检者坐于琼斯氏转椅中，头前倾 30°，将头固定于头托上，使外半规管保持水平位置。令受检者闭眼，先顺时针方向旋动转椅，在 20 秒内旋转 10 次，满 10 转时立即停止。令受检者向远处凝视，计算眼震时间。10 分钟后再逆时针方向旋转 10 次，计算眼震时间。

3. 冷热水（变温）试验 每侧耳分别用 30℃冷水和 44℃热水刺激 40 秒钟，每次相隔 5～10 分钟。受检者两眼凝视屋顶一点。以水平眼震为观察的记录标准。用停表计算灌水开始至眼震消失的时间。可出现患侧的前庭功能消失或减退，是诊断听神经瘤的常用方法。但由于前庭核发出的纤维经桥脑交叉至对侧时位于浅部，易受较大桥小脑肿瘤压迫，故可有 10%健侧的前庭功能受损。

4. 前庭神经直流电刺激试验 该试验可鉴别迷路病变与前庭神经病变，用于早期诊断鉴别听神经瘤和耳蜗病变。直流电刺激前庭系统时可引起平衡失调及眼球震颤，眼球震颤的快相总是指向阴极一侧，迷路病变该反应存在，而前庭神经病变则反应完全消失。

六、诊断听神经瘤采用方法是什么?

1. 听力学检查 主要包括纯音测听和听性脑干诱发电位等前庭功能检查和神经系统检查。典型纯音测听表现为感音神经性听力下降，通常高频下降最明显，可为缓慢下降型或陡降型。但有 5%的听神经瘤患者可以听力正常。

2. 前庭功能试验 70%～90%的听神经瘤患者可有异常眼震电图，典型表现为患侧冷热试验反应变弱。肿瘤较大的患者通常可观察到自发性眼球震颤，眼震方向朝向患耳。冷热试验反映外半规管以及前庭上神经功能，而前庭肌源性诱发电位反映前庭下神经功能，两者结合可增加听神经瘤检出率。

3. 影像学检查 包括内耳道脑池造影、CT、MRI 等，有助于与脑膜瘤、胆脂瘤等鉴别。CT 检查可显示内听道骨性结构是否有增宽和侵蚀，注射造影剂后可使肿瘤明显增强。但对内听道内或进入桥小脑角不超过 5mm 的肿瘤，即使增强 CT 亦常常漏诊。CT 气体脑池造影可提高诊断率，发现小听神经瘤。

七、听神经瘤临床分期及临床表现包括哪些？

根据肿瘤的大小，生长方向和临床表现将肿瘤分为 4 期：

1. Ⅰ期 肿瘤较小，累及前庭和耳蜗神经，出现头昏、眩晕、耳鸣、听力减退和眼球震颤。

2. Ⅱ期 肿瘤直径约 2cm，出现面神经和三叉神经损害症状，脑脊液蛋白含量轻度升高，内听道扩大。

3. Ⅲ期 肿瘤直径超过 3cm，累及舌咽、迷走和副神经，出现声音嘶哑，吞咽困难和饮水呛咳；同时累及小脑，引起共济失调。脑脊液蛋白含量进一步上升，内听道扩大并有骨质吸收，可出现颅内压增高。

4. Ⅳ期 肿瘤压迫脑干，甚至压迫脑干移位，引起脑积水、颅内压增高和脑干症状。可出现嗜睡和昏迷。

八、听神经瘤手术治疗原则是什么？

手术治疗的原则在于结合肿瘤体积、患者年龄、健康状况及其对手术的耐受力、对患侧耳的听力以及保留听力的可能性等因素全面衡量，保证患者的生存质量，力争保留三叉神经、面神经、听神经功能，尽可能安全彻底的切除肿瘤。

九、怎样处理听神经瘤术后并发症？

1. 颅内血肿和小脑肿胀 术后积极控制血压，检测生命体征，必要时进行 CT 检查，明确诊断。

2. 颅神经损伤 面神经损伤可引起周围性面瘫、暴露性角膜炎、角膜溃疡，甚至失明。术后眼睑闭合不全，可滴人工泪液和涂含维生素 A 的眼膏来保护角膜。严重眼睑闭合不全，应进行眼睑缝合术。舌咽和迷走神经损伤可造成咽喉肌瘫痪，引起声音嘶哑和饮水呛咳。为防止出现误吸和肺炎，术后早期应严格禁食，并留置胃管。

3. 面部带状疱疹 与术中三叉神经受刺激有关，多在 2 周内消失。

4. 脑干和小脑损害 术中牵拉或伤及小脑和脑干，术后出现偏瘫、共济失调、构音障碍等。

5. 脑脊液漏 可行腰池穿刺脑脊液持续外引流，必要时可进行修补。

6. 脑积水 可行脑室外引流，必要时行脑室腹腔分流术。

7. 脑膜炎 术后出现发热和脑膜刺激征，应考虑无菌性或细菌性脑膜炎，脑脊液检查有助于鉴别。对于细菌性脑膜炎，应积极进行抗感染治疗；对于无菌性脑膜炎，可多次行腰穿放液，并予激素治疗。

十、听神经瘤康复注意事项包括哪些？

1. 嘱患者加强营养，进食高热量、高蛋白富含纤维素、维生素饮食，避免食用过硬或则易致误吸的食物，不用吸管进食、饮水、以免误入气管引起呛咳、窒息。

2. 合并神经功能缺损的患者，术后半年至 1 年可有部分恢复，可选择必要的辅助治疗，如针灸、理疗、中医药等。

3. 听力障碍的患者尽量不单独外出，以免发生意外，必要时可配备助听器。

4. 步态不稳应进行平衡功能训练，外出需有人陪同，防止摔伤。

5. 眼睑闭合不全患者外出时需佩戴墨镜或眼罩保护，夜间睡觉时用干净湿润的毛巾覆盖或涂眼膏，以免眼睛干燥。

6. 有面瘫、声音嘶哑而产生悲观心理的患者，家属及朋友应安慰、开导，鼓励其参加社会活动。

7. 术后 3～6 个月门诊复查。

十一、什么是三叉神经鞘瘤?

三叉神经鞘瘤起源于三叉神经鞘膜,是颅内仅次于听神经瘤的另一种常见的神经鞘瘤。大多为良性肿瘤,恶性少见。

十二、三叉神经鞘瘤的首发症状是什么?

三叉神经鞘瘤常以一侧三叉神经感觉支的刺激症状和麻痹为首发症状,表现为一侧面部阵发性疼痛和麻木,可伴有角膜反射减退或消失,并可出现咀嚼肌的无力和萎缩。

十三、三叉神经鞘瘤手术入路如何选择?

三叉神经及其肿瘤的解剖特点决定手术入路的选择,中颅窝型、周围型、混合型及哑铃型三叉神经鞘瘤多可采用扩大中颅底硬膜外入路,哑铃型者可同时去除颧弓、眶外侧壁,瘤长入眼眶可去除眶壁,瘤长入翼腭窝者则去除颧弓,肿瘤局限于后颅窝者可采用枕下乳突后入路。

十四、什么是神经纤维瘤病?

神经纤维瘤病系发生于神经主干或末梢神经轴索鞘、神经膜细胞及神经束膜细胞的良性肿瘤,是一种常染色体显性遗传性疾病,有 6 种不同的类型,常见的为 2 个独立的类型:神经纤维瘤病 I 型和 II 型。

十五、什么是牛奶咖啡斑?

牛奶咖啡斑为遗传性皮肤病,本病色素斑处的黑素细胞和角质形成细胞内黑素增多,黑素细胞活性亢进,产生大量黑素,形成色素沉着斑。它产生的原因有很多,因人而异。牛奶咖啡斑为淡褐色斑,棕褐色至暗褐色,大小不一,圆形、卵圆形或形状不规则,边界清楚,表面光滑。有人认为,90%神经纤维瘤病患者具有咖啡斑,若有 6 片直径大于 1.5cm 的咖啡斑,则患者常有神经纤维瘤病。

十六、病患住院期间需要怎样的心理引导?

1. 及时告知手术效果,传达有利信息,以增强康复信心。

2. 帮助患者缓解疼痛不适,使其减轻恐惧反应。

3. 帮助患者克服抑郁反应,术后抑郁反应主要表现为不愿意说话、不愿意活动、易激惹、食欲缺乏及睡眠不佳等。护士应准确地分析患者的性格和心理特点,主动关心和体贴他们,使他们意识到既然已顺利渡过手术关就应该争取早日恢复健康。

4. 主动解释清楚可能存在的并发症、后遗症,及其发生原因和预后情况,并给予同情、支持和鼓励,积极康复治疗,并鼓励患者积极对待人生,让他们勇敢、坦然地接受。

十七、如何评估吞咽功能?

目前简单常用的吞咽功能评估方法有:

1. 洼田饮水试验 是先让患者像平常一样喝下 30ml 水,然后观察和记录饮水时间、饮水状况及有无呛咳等,来初步评价患者的吞咽功能,并据此将吞咽功能分为 5 级。

Ⅰ级:在 5 秒内将水 1 次喝完,无呛咳属于正常;

Ⅱ级:饮水时间超过 5 秒,或分 2 次喝完,但无呛咳;

Ⅲ级:为 5 秒以上能 1 次咽下但有呛咳;

Ⅳ级:5 秒以上分 2 次以上咽下,有呛咳;

Ⅴ级:为屡屡呛咳,10 秒内全量咽下困难。

其缺点是主观性较强,偶然性也较大,因为其仅以临床症状为依据,故常常会漏诊无症状的误吸患者。

2. 反复唾液吞咽试验 患者取坐位,检查者将手指放在患者的喉结及舌骨处,让其尽量快速反复吞咽,喉结和舌骨随吞咽运动,越过手指,向前上方移动再复位,确认这种上下运动,下降时刻为吞咽完成,观察在 30 秒内患者吞咽次数和喉上提幅度,30 秒吞咽少于 3 次确认为吞咽困难。

此方法可初步判断受检者是否有吞咽障碍，其操作过程简单便利，但可对受检者产生一种不适感，因此部分受检者可能由于配合欠佳而使吞咽次数减少，假阳性率升高。

3. 经口摄食功能量表　根据患者的经口进食情况间接判定患者的吞咽功能，依次分为 7 级。

1 级：完全不能经口进食；

2 级：依赖鼻饲管，可以极少量的经口进食；

3 级：可单一食物经口进食，需要鼻饲管补充；

4 级：完全经口进食，但只可吃单一食物；

5 级：完全经口进食，食物可以多样，需要特殊准备，如切成小块或调成浓汁等；

6 级：完全经口进食，食物无须特殊准备，但某些特殊的食物不能进食；

7 级：完全经口进食，无任何限制。

这一方法主要是根据患者的进食状况间接做出评估，其局限是不能直接判定患者吞咽障碍所属时期及吞咽障碍的程度。

十八、怎样指导患者进行吞咽功能康复训练？

康复训练可分为基础训练和摄食训练 2 种。

1. 基础训练　间接吞咽训练，指患者不能进食，即不能做吞咽动作，通过其他动作训练，提高吞咽有关神经肌肉的控制能力。

（1）舌咀嚼肌运动：嘱患者张口，将舌尽量向外伸出，先舔下唇及左右口角再舔上唇及硬腭部，然后将舌缩回，闭口做上下牙齿互叩咀嚼运动，3 次/天。

（2）喉活动训练：主要是发音与吞咽训练，先利用单音、单字进行训练，让患者发"啊、依、噢"等声音做喉的主动运动，每字每次 2 遍，通过张、闭口动作，声门开闭促进口唇、肌肉运动和声门的闭锁功能。让患者颈部尽量前屈，同时做空吞咽动作。

（3）咽部冷刺激：使用冰冻棉签蘸少许水，刺激软腭、舌根及咽后壁，再嘱患者做吞咽动作，强化吞咽反射，增强吞咽力度，2 次/天。

（4）喉抬高训练：嘱患者把手指置于训练者甲状软骨上缘，吞咽时感觉其向上运动，然后让患者做吞咽动作 20 下，2 次/天。

（5）按摩治疗：可按摩颈部，上推喉部，以促进吞咽，3～5 分 / 次，2 次/天。通过对摄食-吞咽障碍的各个部位进行训练可明显增加协调能力。

2. 摄食训练　在经过基础训练后，开始实际进食训练。首先摄食前均清洁口腔。

（1）体位：选择适合患者的进食体位，卧床者一般取躯干 30°仰卧位，能坐起的患者取坐位，颈部稍前屈，身体也可倾向健侧 30°，有利于食物向舌根运送，使食物由健侧咽部进入食管，防止误咽。喂食者站在患者健侧，以防食物从患侧嘴角漏出。

（2）食物选择根据患者吞咽障碍程度选择，原则是先易后难。起初宜吃黏稠的泥状食物（如香蕉），或将食物做成冻状、糊状，使食物密度均匀，有适当黏性，不易松散，易于在口腔内移送和吞咽。

（3）掌握患者一口量，一般以每汤匙 3～4ml 为宜，然后酌情增加至每汤匙 10～20ml，每次进食一口后要反复吞咽数次。

（4）食具选择宜用薄小的勺子从健侧喂食，尽量把食物放在舌根部以利于吞咽。

（5）咽部残留食块去除可采用点头式吞咽、侧方吞咽、空吞咽、数次吞咽、固体和流食交替吞咽等方法。

十九、应如何指导眼睑闭合不全患者防止发生暴露性角膜炎？

眼睑闭合不全，角膜反射减弱或消失，瞬间动作减少及眼球干燥为面神经、三叉神经损伤所致，如护理不当可导致角膜溃疡，甚至失明。故在护理上应注意：

1. 测试面部的痛、温触觉是否减退或消失，刺激角膜观察角膜反射有无减弱或消失。

2. 注意保护患侧眼睛，遵医嘱使用药物，白天按时用氯霉素眼药水滴眼，晚间睡前予四环素或则金霉素眼膏涂于上、下眼睑之间，以保护角膜；也可用干净的湿润的毛巾覆盖，以免眼睛干燥。

3. 告知患者减少外出用眼和户外活动，外出时戴墨镜或眼罩保护，撑遮阳伞，以防阳光和异物的伤害。

4. 必要时行上下眼睑缝合术。

二十、为什么患者手术后会出现带状疱疹？应如何护理？

患者手术后出现带状疱疹是因为三叉神经受损，患者自身抵抗力下降，潜伏在三叉神经节内的病毒被激活、活化后沿感觉神经通路到达皮肤，引起该神经区域病毒感染所致。常发生在手术后 3～7 天，感染部位常见为口角、唇边、鼻部。

护理时注意以下几点：

1. 保持局部皮肤清洁干燥，禁止用手抓挠，以免并发细菌感染及留下瘢痕。

2. 加强消毒隔离，防止交叉感染。

3. 遵医嘱使用抗病毒药物局部涂抹，如利巴韦林、阿昔洛韦等。

4. 密切观察患者的局部情况，指导患者保护局部皮肤，加强锻炼以增强自身抵抗力。

第七节　其他颅内常见肿瘤

一、什么是松果体区肿瘤？

松果体区肿瘤又称第三脑室后部肿瘤，较多见于青年及儿童，发病率为脑肿瘤总数的 0.6%～2.5%。松果体区肿瘤主要包括 2 类，一类起源于松果体主质细胞的肿瘤，即松果体细胞瘤和松果体母细胞瘤。另一类起源于胚芽细胞的肿瘤，主要为生殖细胞瘤与畸胎瘤。

二、松果体区肿瘤的临床表现包括哪些？

肿瘤向前压迫中脑导水管引起梗阻性脑积水，压迫中脑背盖引起上视不能，向两旁压迫内侧膝状体导致听力下降或失聪，向下压迫小脑上蚓部出现眼震、肢体共济失调运动障碍等神经系统症状和体征。

三、目前松果体区肿瘤的综合治疗策略是什么？

1. 手术治疗　肿瘤切除术及立体定向活体组织检查是为获取松果体区肿瘤病理诊断常用手术。

2. 放射治疗　是辅助手术治疗的方法之一。

3. 化疗治疗　是辅助手术治疗的方法之一。

四、什么是海绵状血管瘤？

海绵状血管瘤是指由众多薄壁血管组成的海绵状异常血管团，由于血管造影检查时常无异常血管团的发现，故将其归类于隐匿型血管畸形。

五、海绵状血管瘤的发生部位有哪些？

海绵状血管瘤可发生在中枢神经系统的任何部位，如脑皮质、基底节和脑干等部位(脑内病灶)，以及中颅窝底、视网膜和头盖骨等部位（脑外病灶），约19%的病例为多发病灶，多发海绵状血管瘤的患者常合并有身体其他脏器的血管瘤病灶。

六、海绵状血管瘤的主要临床表现是什么？

海绵状血管瘤主要临床表现依次为癫痫（35.8%）、颅内出血（25.4%）、神经功能障碍（20.2%）和头痛（6.4%）。无临床症状者占 12.1%，有的患者有 1 种以上的临床表现。如病变发生出血，则引起相应临床症状。有的海绵状血管瘤逐渐增大，产生占位效应而导致神经功能障碍逐渐加重。临床病程变异较大，可以有急性或慢性神经功能障碍，可出现缓解期或进行性加重。

七、海绵状血管瘤患者是否需要手术治疗的判断依据是什么？

海绵状血管瘤为一种良性疾病，在做出治疗决策前应仔细权衡治疗措施的利弊与自然病程潜在的危险，然后做出决定。手术切除病变是一个选择，而以下情况可能适合伽马刀治疗：①有出血或癫痫病史者；②有占位效应引起神经功能缺失者；③病灶部位不宜进行切除手术者；④拒绝手术要求伽马刀治疗者。

八、什么是颅内原发性淋巴瘤？

颅内原发性淋巴瘤指原发于中枢神经系统的淋巴瘤。

九、脑淋巴瘤患者的心理引导有哪些？

向患者耐心讲解疾病相关知识，传达积极的疾病信息，告诉患者此类肿瘤对放射治疗非常敏感，增加患者配合治疗的信心。讲述手术前的必要准备，介绍患者和同病室手术后患者交流，使患者对此手术有初步感性认识。指导亲友多陪伴、关心、安慰患者，使患者感受到亲人的关怀，珍惜生命，更加积极配合治疗。必要时可以保护性医疗，避免患者了解病情后丧失治疗信心。

十、什么是髓母细胞瘤？

髓母细胞瘤（medulloblastoma）是首先由 Bailey 和 Cushing 命名的一种儿童后颅窝恶性胶质瘤，其细胞形态很像胚胎期的髓母细胞，因此采用了这个名称。髓母细胞是一种很原始的无极细胞，在人胚胎中仅见于后髓帆，这点与髓母细胞瘤好发于小脑下蚓部相符合。髓母细胞瘤是颅内恶性程度最高的胶质瘤。

十一、髓母细胞瘤患者为何发生呕吐？

引起呕吐的原因除颅内压增高外，还可由于肿瘤直接刺激第四脑室底的迷走神经核而产生。患者的呕吐多发生在晨起时，同时常伴有过度换气。

十二、什么是生殖细胞瘤？

生殖细胞瘤系指发源于胚胎生殖细胞的肿瘤，是最多见的生殖细胞肿瘤，亦为松果体区最为多见的肿瘤，占松果体区域肿瘤 50% 以上。生殖细胞肿瘤发病率占颅内肿瘤的 0.5%～2.0%，而生殖细胞瘤占生殖细胞肿瘤的 65%。

十三、生殖细胞瘤是如何分型的？

根据肿瘤生长的部位，将生殖细胞瘤分为 3 种类型。

1. 发生在松果体本身的生殖细胞瘤。

2. 发生在松果体区的生殖细胞瘤，即肿瘤发生在松果体邻近，将松果体挤向一侧，而松果体本身不受破坏。

3. 异位松果体瘤，指发生于非松果体区的生殖细胞瘤。

十四、生殖细胞瘤常见症状是什么？

1. 颅内压增高症状 主要表现为头痛、呕吐、视盘水肿，亦出现展神经麻痹、复视等，小儿可有头围增大等。后期可继发视神经萎缩。

2. 局部定位体征 为肿瘤压迫邻近结构，引起神经定位体征。

（1）Parinaud 综合征：肿瘤压迫中脑四叠体，引起 Parinaud 综合征，表现为上视不能、瞳孔散大或不等大、对光反应消失而调节反应存在；其中部分患者同时合并下视不能，这是生殖细胞瘤的重要体征。

（2）小脑症状：肿瘤压迫小脑上蚓和小脑上脚，引起躯干性共济失调以及眼球震颤等，表现为步态不稳、协调动作迟缓、闭目难立征阳性等。

（3）听力障碍：肿瘤压迫下丘脑及内侧膝状体，引起双侧耳鸣及听力下降。

（4）下丘脑损害：表现为尿崩症、嗜睡、肥胖、发音障碍等。

3. 内分泌症状 性早熟是本病突出的内分泌症状，具有较大的诊断价值。

4. 肿瘤转移引起的症状 生殖细胞瘤组织松散，易于脱落，有种植转移倾向，肿瘤沿蛛网膜下隙向基底池、脑室系统和脊髓转移可引起相应的临床症状。

十五、颅内转移瘤的转移途径有哪些？

颅内转移瘤转移途径有经血液、脑脊液循环、淋巴系统或直接侵入等途径。

十六、颅内囊肿是颅内肿瘤吗？

颅内囊肿不是颅内肿瘤。颅内囊肿一般指的是蛛网膜囊肿，是脑脊液样的囊液被包围在蛛网膜所形成的袋状结构而成，有先天性和继发性两种类型，前者为最常见的蛛网膜囊肿，后者是由于颅内炎症、颅脑外伤或手术后引起。

十七、常见颅内囊肿包括哪些？

最常见颅内囊肿包括蛛网膜囊肿、透明隔囊肿、表皮样囊肿、皮样囊肿、肿瘤性囊肿。

第九章 颅 脑 损 伤

一、怎么搬动及急诊处理颅脑外伤患者？

1. 外伤患者的搬动原则

（1）伤情重者优先，中等伤情者次之，轻伤者最后。切勿忽视沉默的患者，此类患者往往伤情比较重。

（2）经现场急救，血压、脉搏、呼吸等生命体征基本稳定者可以搬运。

（3）部分危重患者可以采取边抢救边护送的原则，最好选择就近医院进行救治。

（4）严重颅脑外伤者可因昏迷，舌根后坠而常常合并呼吸道大量分泌物和黏液。因此，搬运时应取侧卧位，有利于呼吸道分泌物排出，舌根后坠者抬起下颌，必要时可将舌拉出，用别针或丝线穿过舌尖并固定于衣服上或用口咽通气管道，从而保持呼吸道通畅。如果脑组织膨出，应用清洁碗扣在其上，再用绷带结扎固定，以减少振动。另外，颅脑损伤患者往往伴有颈椎损伤，故应用颈托固定颈部。

（5）脊柱损伤，搬运时须用木板整体抬起，切不可用软担架、布单或架起四肢。对这类患者，搬运时应加倍小心。正确的搬运方法是采用平托法，即一人扶头，一人托胸背，一人托臀部。

（6）一人托两下肢，一起把患者托起放置到硬担架或木板上，一般取平卧位。腰部骨折患者应在腰下垫一软枕。

2. 开放性颅脑损伤的现场急救

（1）清除患者呼吸道分泌物，开放气道，保持呼吸道通畅。给予氧气吸入，如出现呼吸障碍，应立即进行人工辅助呼吸。

（2）为患者建立至少两条静脉通路，迅速补充血容量。

（3）用无菌纱布包扎伤口，减少出血。有脑组织膨出时，用无菌敷料进行保护，以减少污染和损伤。

（4）尽快转送至有处理条件的医院。

（5）尽早合理应用抗生素。

（6）充分做好术前准备。

（7）治疗原则为先进行抗休克治疗，后给予脱水治疗。因为休克时灌注量不足，导致脑缺氧，可造成脑细胞不可逆性损伤。纠正休克有利于脑复苏，待休克纠正后再行脱水治疗。

二、颅脑损伤的直接暴力有哪些？

1. 加速性损伤 钝器击伤类，属于加速性损伤。相对静止的头部突然遭受外力打击，头部沿外力作用方向呈加速运动而造成的损伤，称为加速性损伤。这种方式造成的损伤主要发生在着力部位，即着力伤（coup injury）。

2. 减速性损伤 坠落或跌倒时头部着地，属于减速性损伤。运动着的头部突然撞于静止物体所引起的损伤，称为减速性损伤。这种方式所致的损伤不仅发生在着力部位，也常发生于着力部位的对侧，即对冲伤（contrecoup injury）。

3. 挤压性损伤 车轮压轧伤和新生儿产伤等，属于挤压性损伤。两个不同方向的外力同时作用于头部，颅骨发生严重变形而造成的损伤，称为挤压性损伤。

三、颅脑损伤的间接暴力有哪些？

1. 坠落时双足或臀部着地，外力经脊柱传导至颅底引起颅底骨折和脑损伤。

2. 外力作用于躯干，引起躯干突然加速运动时，头颅由于惯性，其运动落后于躯干，于是在颅颈之间发生强烈的拉伸或过屈，或先伸后又回跳性地过屈，有如挥鞭样动作，造成颅颈交界处延髓与脊髓连接部损伤，即挥鞭伤（whiplash injury）。

3. 胸部突然遭受挤压时，胸腔压力升高，经上腔静脉逆行传递，使该静脉所属的上胸、肩颈、头面皮肤和黏膜及脑组织发生弥散点状出血，称为创伤性窒息（traumatic apnea）。

四、颅骨骨折有何规律？

暴力作用的方向、速度和着力面积等致伤因素对颅骨骨折的影响较大，具有一定的规律性，概括如下：

1. 暴力作用的力轴及其主要分力方向多与骨折线的延伸力向一致，但遇有增厚的颅骨拱梁结构时，常折向骨质薄弱部分。若骨折线径直横断拱梁结构，或引起骨缝分离，则说明暴力强度甚大。

2. 暴力作用的面积小而速度快时，由于颅骨局部承受的压强较大，故具有穿入性，常致洞形骨折，骨片陷入颅腔；若打击面积大而速度快时，多引起局部粉碎凹陷骨折；若作用点面积较小而速度较缓时，则常引起通过着力点的线状骨折；若作用点面积大而速度较缓时，可致粉碎性骨折或多数线形骨折。

3. 垂直于颅盖的打击易引起局部凹陷或粉碎骨折；斜行打击多致线形骨折，并向作用力轴的方向延伸，往往折向颅底；枕部着力的损伤常致枕骨骨折或伸延至颞部及颅中窝的骨折。暴力直接打击在颅底平面上，除较易引起颅底骨折外，其作用力向上时，可将颅骨掀开；暴力作用在颅盖的任何部位，只要引起了较大的颅骨整体变形，即易发生颅底骨折；头顶部受击，骨折线常垂直向下，直接延伸到邻近的颅底；暴力由脊柱上传时，可致枕骨骨折；颅骨遭受挤压时往往造成颅底骨折。

4. 颏部受击时可引起下颌关节凹骨折，但头部因可沿作用力的方向移动而缓冲外力对颅颈交界区的冲撞；上颌骨受击时不仅易致颌骨骨折，尚可通过内侧角突将暴力上传至筛板而发生骨折，鼻根部受击可致额窦及前窝骨骨折。

五、颅骨骨折的类型有哪些？

1. 根据骨折部位分类 分为颅盖骨折、颅底骨折。

2. 根据骨折形态分类 分为凹陷性骨折、线性骨折、穿入性骨折、粉碎性骨折。其中穿入性骨折又称为洞穿骨折，常见于火器伤；粉碎性骨折多为凹陷性，属于凹陷性骨折。

3. 根据外伤性质分类 分为开放性骨折、闭合性骨折。

六、如何判断颅骨凹陷性骨折是否需要立即进行骨折复位手术？

如果凹陷性骨折位于脑部非重要功能区表面、无脑受压表现、凹陷深度<1cm，则无须手术复位；如果凹陷骨折位于脑重要功能区表面、有脑受压表现（如出现癫痫及意识或瞳孔改变等）或凹陷深度≥1cm者，则须手术整复或摘除碎骨片。

七、颅底骨折包括哪 3 种类型？

1. 颅前窝骨折 骨折多累及额骨水平部（眶顶）和筛骨。骨折出血可经鼻流出，或进入眶内在眼睑和球结膜下形成瘀血斑，俗称熊猫眼或眼镜症。脑膜撕裂者，常伴嗅神经损伤。脑脊液可沿额窦或筛窦进入颅内可引起颅内积气。

2. 颅中窝骨折 骨折可累及蝶骨和颞骨。血液和脑脊液经蝶窦流入上鼻道再经鼻孔流出形成鼻漏。若骨折线累及颞骨岩部，血液和脑脊液可经中耳和破裂的鼓膜从外耳道流出，形成耳漏；如鼓膜未破，则可沿耳咽管入鼻腔形成鼻漏。颞骨岩部骨折常发生面神经和听神经损伤。如骨折线居内侧，亦可累及视神经、动神经、滑车神经、三叉神经和展神经。靠外侧的颅中窝骨折可引起颞部肿胀。

3. 颅后窝骨折 骨折常累及岩骨和枕骨基底部。在乳突和枕下部可见皮下瘀血（Battle 征），或在咽后壁发现黏膜下瘀血。骨折线居内侧者可出现舌咽神经、迷走神经、副神经和舌下神经损伤。

颅底骨折偶尔可伤及颈内动脉，造成颈动脉海绵窦瘘（carotid cavernous fistula, CCF）或大量鼻出血。

八、颅底骨折需要手术治疗吗？

颅底骨折一般不需要手术治疗，绝大部分患者在伤后 1 周内漏口常能自行愈合，极少数超过 2 周以上者方需行手术修补漏口。

九、颅脑损伤的严重程度如何分级？

颅脑损伤的严重程度分以下 4 级：

1.轻型颅脑损伤即单纯脑震荡，昏迷时间<30 分钟，患者有轻度头痛、头晕，可有颅骨骨折，但神经系统及脑脊液检查无异常，格拉斯哥昏迷评分（Glasglow Coma Scale，GCS）为 13～15 分。

2.中型颅脑损伤轻度脑挫裂伤，昏迷时间<12 小时，有轻度生命体征改变及神经系统症状，可有颅骨骨折及蛛网膜下腔出血，GCS 评分为 9～12 分。

3.重型颅脑损伤广泛脑挫裂伤、脑干损伤或颅内血肿，昏迷时间>12 小时，意识障碍进行性加重或清醒后再度昏迷，生命体征有明显变化，有明显神经系统阳性体征，广泛颅骨骨折及蛛网膜下腔出血，GCS 评分为 6～8 分。

4.特重型颅脑损伤原发性创作严重或伴有其他系统器官的严重创伤，创伤后深昏迷，去大脑强直或有脑疝形成，双侧瞳孔散大，生命体征严重紊乱，呼吸困难或停止，GCS 评分为 3～5 分。

十、颅脑损伤的特殊监测有哪些？

1.CT 检查 用于脑损伤患者的监测，有以下目的。

（1）伤后 6 小时以内的 CT 检查如为阴性结果，不能排除颅内血肿可能，多次 CT 复查有利于早期发现迟发性血肿。

（2）早期 CT 检查已发现脑挫裂伤或颅内较小血肿，患者尚无明显意识障碍加重，多次 CT 复查可了解脑水肿范围或血肿体积有无扩大，脑室有无受压以及中线结构有无移位等重要情况，有利于及时处理。

（3）有助于非手术治疗过程中或术后确定疗效以及是否需改变治疗方案，了解血肿的吸收、脑水肿的消散以及后期有无脑积水、脑萎缩等改变发生。

2.颅内压监测 用于一部分重度脑损伤有意识障碍的患者，有以下目的。

（1）对脑挫裂伤合并脑水肿，可较早发现颅内压增高，及时采取措施，将颅内压控制在一定程度以内。据统计颅内压在 5.3kPa（530mmH$_2$O）以下时，压力高低与治疗结果无明显相关性，若达到或超过此压力时，则病死率显著升高。

（2）作为手术指征的参考：颅内压呈进行性升高表现，有颅内血肿可能，提示需手术治疗；颅内压稳定在 2.7kPa（270mmH$_2$O）以下时，提示无须手术治疗。判断预后，经各种积极治疗颅内压仍持续在 5.3kPa（530mmH$_2$O）或更高，提示预后极差。

3.脑诱发电位 可分别反映脑干、皮质下和皮质等不同部位的功能情况，对确定受损部位、判断病情严重程度和预后等有帮助。

十一、颅脑损伤手术治疗适应证包括哪些？

1.脑挫裂伤 下列情况应考虑手术。

（1）继发性脑水肿严重，脱水治疗无效，病情日趋恶化；

（2）颅内血肿清除后，颅内压无明显缓解，脑挫裂伤区继续膨出，而又除外了颅内其他部位血肿；

（3）脑挫裂伤灶或血肿清除后，伤情一度好转，以后又恶化出现脑疝。

2.硬膜外血肿 手术适应证有明显颅内压增高症状和体征；CT 扫描提示明显脑受压的颅内血肿；幕上血肿量为>40ml、颞区血肿量>20ml、幕区血肿量>10ml。

3.慢性硬脑膜下血肿 凡有明显症状者，即应手术治疗。

4. 开放性颅脑损伤

（1）非火器性开放性颅脑损伤应争取在 6～8 小时内施行清创术，在无明显污染并应用抗生素的前提下，早期清创的时限可延长到 72 小时。火器性颅脑损伤早期清创应力争在伤后数小时到 24 小时内进行，在应用抗生素的前提下，也可延长到 48 小时或 72 小时。

（2）对开放性颅脑损伤有下列情况应紧急手术，即意识进行性恶化，有脑疝征象者；伤口流血不止，疑有颅内大血管损伤者；大量脑脊液外流，可疑为脑室穿透伤或后颅窝穿透伤。对颅内血肿，只要临床症状显著，或血管造影及 CT 检查证明血肿大、占位效应显著者，均应及早手术。

5. 颅脑骨折　对颅盖凹陷性骨折，运动和语言区的凹陷性骨折，前额部凹陷骨折有碍外观者，骨折凹陷深度在 1cm 以上者，凹陷深度虽在 1cm 以内但有局限性体征或局限性抽搐，凹陷骨折位于上矢状窦后 1/3 伴有颅压增高者，应行手术。

十二、如何处理脑脊液漏?

多数外伤性脑脊液漏经过非手术治疗可治愈，仅少数长时间不愈者方需要手术治疗。

1. 非手术治疗　清醒者宜取头高位，借颅内压降低或脑的重力压闭漏口以减少或阻止脑脊液外流，促进漏口处粘连和愈合；注意鼻腔和外耳道清洁，但不可堵塞和冲洗；避免擤鼻、用力咳嗽、屏气和打喷嚏，以防逆行感染或颅内积气；适当应用乙酰唑胺以减少脑脊液分泌；一般不做腰椎穿刺，但必要时也可施行，并置引流管引流脑脊液；应用抗生素。

2. 手术治疗　漏液持续 4 周以上不愈，迟发或复发脑脊液漏，并有鼻腔或鼻旁窦慢性炎症，有感染可能或已经有过颅内感染的脑脊液漏，应考虑实施修补术。

十三、甘露醇的应用指证有哪些?

美国颅脑损伤救治指南明确规定，颅内压<20mmHg 的局部脑挫裂伤、颅内血肿的急性颅脑创伤病人，不应该使用甘露醇，更不应该长期使用甘露醇；当颅内压>20mmHg，有学者提出颅内压>25mmHg 的急性颅脑创伤患者，为了尽快降低颅内压，才能使用甘露醇。为什么提出颅内压<20mmHg 的局部脑挫裂伤、颅内血肿的急性颅脑创伤患者不应该使用甘露醇，因为实验研究表明，甘露醇降低颅内压主要是通过血脑屏障完整的正常脑组织的脱水作用，由于挫裂伤脑组织的血脑屏障处于破坏和开放状态，血液中的甘露醇进入该组织间隙空间并积聚，导致局部高渗，细胞外液量反而增多，导致脑挫裂伤局部水肿增加。所以，对于颅内压基本正常的急性颅脑创伤患者（颅内压<20mmHg）常规使用甘露醇会加重脑挫裂伤区域水肿，有害无益。

我国大多数医院未采用颅内压监测技术，如何规范甘露醇使用指证可以通过动态 CT 扫描判断脑室脑池形态、中线移位来判断颅内压状态，特别是环池形态是反映颅内压状态的可靠指标。当急性脑挫裂伤和血肿导致脑占位效应时，应该使用甘露醇。

十四、使用甘露醇的注意事项有哪些?

1. 禁用于已确诊为急性肾小管坏死的无尿患者、严重失水者、颅内活动性出血者，因扩容加重出血，但颅内手术时除外、急性肺水肿或严重肺瘀血。

2. 慎用于明显心肺功能损害者、高钾血症或低钠血症、低血容量、严重肾衰竭、对甘露醇不能耐受者。

3. 甘露醇遇冷易结晶，故应用前应仔细检查，如有结晶，可置热水中或用力振荡待结晶完全溶解后再使用。当甘露醇浓度高于 15% 时，应使用有过滤器的输液器。

4. 根据病情选择合适的浓度，避免不必要地使用高浓度和大剂量。

5. 用于治疗水杨酸盐或巴比妥类药物中毒时，应合用碳酸氢钠以碱化尿液。

6. 快速大量静脉滴注甘露醇较易引起不良反应，水与电解质紊乱最为常见。

十五、什么是脑震荡?

受伤后立即出现意识障碍，表现为神志恍惚或完全昏迷，持续数秒至半小时不等，清醒后不能回忆受伤当时与伤前片刻的情况，即逆行性遗忘，在此期间体格检查可见面色苍白、出汗、血压下降、心率徐缓、呼吸浅慢、瞳孔缩小或散大，对光反应迟钝或消失，肌张力降低，生理反射迟钝或消失等。随着意识恢复，上述症状和体征逐渐趋于正常、但头痛、头昏、恶心、呕吐可持续存在一段时间。凡头部损伤当时出现短暂意识障碍和近事性遗忘，半小时后神经系统检查及脑脊液检查正常者，即可诊断为脑震荡。

十六、什么是高原颅脑损伤？

高原颅脑损伤是指发生在海拔 3000m 以上地区的颅脑损伤。随着高原地区经济和旅游业的发展，高原颅脑损伤逐年上升。伤者包括原居民、内地移居高原人群、急进高原旅游或执行任务的人员，各类人员由于身体条件的差异，颅脑损伤后的伤情特点亦不尽相同，而目前对高原颅脑损伤的伤情特点及救治策略的研究仍相对薄弱，其发病率、病死率、治愈率等尚无确切统计。

十七、什么是弥漫性轴索损伤？

弥漫性轴索损伤（diffuse axonal injury，DAI）是头部遭受加速性旋转外力作用时，因剪应力而造成的以脑内神经轴线肿胀断裂为主要特征的损伤，在重型颅脑损伤中占 28%～50%，诊断治疗困难，预后差。

十八、出血性脑挫裂伤的临床表现有哪些？

1. 意识障碍 是脑挫裂伤最突出的症状之一。受伤当时立即出现，持续时间长短不一，由数分钟至数小时、数日、数月乃至迁延性昏迷，与脑损伤轻重相关。

2. 头痛、恶心、呕吐 也是脑挫裂伤最常见的症状。疼痛可局限于某一部位（多为着力部位），亦可为全头性疼痛，间歇或持续，在伤后 1～2 周内最为明显，以后逐渐减轻，可能与蛛网膜下隙出血、颅内压增高或脑血管运动功能障碍相关。伤后早期的恶心、呕吐可因受伤时第四脑室底的呕吐中枢受到脑脊液冲击、蛛网膜下隙出血对脑膜的刺激或前庭系统受刺激引起，较晚发生的呕吐大多由于颅内压变化而造成。

3. 生命体征 轻度和中度脑挫裂伤患者的血压、脉搏、呼吸多无明显改变。严重脑挫裂伤，由于出血和水肿引起颅内压增高，可出现血压上升、脉搏徐缓、呼吸减慢，危重者出现病理呼吸。

4. 局灶症状与体征 受伤当时立即出现与脑挫裂伤部位相应的神经功能障碍或体征，如运动区损伤出现对侧瘫痪，语言中枢损伤出现失语等。发生于额叶和颞叶前端等"哑区"的损伤，则无明显局灶症状或体征。

十九、出血性脑挫裂伤非手术患者的治疗方案有哪些？

1. 急救处理 保持呼吸道通畅，必要时予以辅助呼吸，处理出血性休克。

2. 静卧休息 床头抬高 15°～30°，宜取侧卧位。

3. 降低颅内压 脱水及激素治疗减轻脑水肿，吸氧，限制液体摄入。

4. 抗感染治疗 合理应用抗生素。

5. 促进脑功能恢复 冬眠低温疗法降低脑代谢率，应用营养神经药物，改善细胞代谢。

6. 维持内环境稳定 纠正水、电解质紊乱及酸碱失衡，维持机体内环境稳定。

7. 对症治疗 镇静、止痛、抗癫痫等。

8. 营养支持治疗

9. 防治并发症 密切观察病情变化，积极防治并发症。

二十、出血性脑挫裂伤手术指征是什么？

对于颅内血肿 30ml 以上，CT 示占位效应明显，非手术治疗效果欠佳或颅内压监护压力超过 4.0kPa 时，应及时实施开颅手术清除血肿。对于脑挫裂伤严重，因挫碎组织及脑水肿而致进行性颅内压增高，降压无效时，应开颅清除血肿及糜烂组织，行内、外减压术。

二十一、脑干损伤的诊断要点有哪些?

1. 昏迷　受伤当时立即出现,且昏迷程度较深,持续时间较长。意识障碍恢复比较缓慢,恢复后常有智力迟钝和精神症状。如网状结构受损严重,患者可长期呈植物生存。

2. 瞳孔和眼球运动变化　双侧瞳孔不等大、极度缩小或大小多变。对光反应无常。眼球向外下或内凝视。

3. 去大脑强直

4. 病理反射阳性　肌张力增高、交叉性瘫痪或四肢瘫。

5. 生命体征变化

(1)呼吸功能紊乱:常出现呼吸节律紊乱,表现为陈 - 施呼吸、抽泣样呼吸或呼吸停止。

(2)心血管功能紊乱:心跳及血压改变多出现在呼吸功能紊乱之后。

(3)体温变化:多数出现高热,当脑干功能衰竭后体温不升。

6. 内脏症状

(1)消化道出血是脑干损伤后多见的一种临床表现。

(2)顽固性呃逆症状持久,难以控制。

7. 辅助检查

(1)腰椎穿刺脑脊液多呈血性,压力多为正常或轻度升高,当压力明显升高时,应除外颅内血肿。

(2)头部 X 线平片多伴有颅骨骨折。

(3)头部 CT 扫描在伤后数小时内检查,可显示脑干有点片状高密度区,脑干肿大,脚间池、桥池、四叠体池及第四脑室受压或闭塞。

(4)头部及上颈段 MRI 扫描有助于明确诊断,了解伤灶明确部位和范围。

(5)脑干诱发电位波峰潜伏期延长或分化不良。

二十二、脑干损伤可分为哪几类?

1. 原发性脑干损伤病理改变常为挫伤伴灶性出血和水肿,多见于中脑被盖区,次见于脑桥及延髓被盖区。此外,因脑干受压移位、变形使血管断裂,可引起出血和软化等继发病变。

2. DAI　是当头部遭受加速性旋转暴力时,因剪切力而造成的神经轴索损伤,病理改变主要位于脑的中轴部分,即胼胝体、大脑脚、脑干及小脑上脚等处,多属挫伤、出血及水肿。镜下可见轴索断裂、轴浆溢出。稍久则可见圆形回缩球及血细胞溶解含铁血黄素。最后呈囊变及胶质增生。通常 DAI 均有脑干损伤表现,且无颅内压增高,故需依靠 CT 或 MRI 检查才能诊断。

3. 继发性脑干损伤,如颞叶沟回疝,使脑干受挤压导致脑干缺血损伤。

二十三、原发性脑干损伤的临床表现有哪些?

原发性脑干损伤的典型表现多为伤后立即陷入持续昏迷状态,早期即立即出现生命体征功能紊乱,双侧瞳孔大小不等、多变,眼球位置异常,四肢肌张力增高,去大脑强直,伴有单侧或双侧锥体束征、交叉性瘫痪、中枢性高热、消化道应激性溃疡出血、顽固性呃逆、脑性肺水肿等。不同部位的脑干损伤其表现也不同:

1. 中脑损伤后意识障碍较为突出,系因网状结构受损所致。伤及动眼神经核时可表现出眼球歪斜,一侧外上一侧内下呈跷板状,去大脑强直。

2. 脑桥受损后除有持久意识障碍外,双侧瞳孔极度缩小,呼吸节律紊乱,呈陈-施呼吸或抽泣样呼吸。

3. 延髓受损的表现主要为呼吸抑制和循环紊乱,呼吸缓慢、间断,可在短时间内停止呼吸,脉搏快弱,血压下降。

二十四、如何护理昏迷时间较长的脑干损伤患者?

要做好以下护理措施。

1. 严密观察神志、瞳孔和生命体征的变化。

2. 持续低流量吸氧,保持呼吸道通畅。

3. 躁动患者给予四肢约束,如床档,防止摔伤。

4. 保证每天入量,必要时给予鼻饲,保证机体的营养需要。

5. 高热患者给予物理降温或冬眠亚低温治疗。

6. 准确及时遵医嘱给药,以预防并发症,促进脑神经功能恢复。

7. 加强口腔护理和皮肤护理,翻身叩背,预防坠积性肺炎及压疮的发生。

8. 保持肢体功能位,防止足下垂,加强肢体功能锻炼。

二十五、如何指导脑干损伤患者进行康复训练?

要做好以下方面的训练方法。

1. 认知功能训练 患者意识改变,认知功能丧失,无意识活动,不能执行指令,用声音、物体强化训练。

2. 行为障碍 患者丧失自制力、胆怯,给予音乐疗法,心理疗法 。

3. 言语障碍 患者为不完全性混合性失语,给予图片、声音训练。

4. 运动障碍

(1)第一阶段:床上正确体位摆放,患者双上肢屈曲内收,双下肢伸直,因此在床上肢体宜置于抗痉挛体位。患者侧卧时,使患者肩前伸,肘关节伸直,前臂旋后,髋关节伸展,膝关节微屈,有助于防治痉挛;患者仰卧位,肩关节前伸,保持伸肘,腕背伸,手指伸展,骨盆前伸,防腿外旋,躯干屈曲和下肢伸直。直接强化痉挛模式。

(2)第二阶段:被动活动关节,防止关节挛缩和变形。活动从近端至远端关节,每日2次,避免粗暴动作而造成软组织损伤。

(3)第三阶段:以中、低频治疗,可促进血液和淋巴回流,减轻疼痛,防止痉挛模式。

二十六、什么是硬膜外血肿?

硬膜外血肿是指颅脑损伤后血液积聚在颅骨内板与分离的硬脑膜之间,好发于幕上大脑半球凸面,出血多来源于骨折损伤的硬脑膜动脉、静脉、静脉窦或颅骨板障,以脑膜中动脉损伤最常见。

二十七、硬膜外血肿出血来源及部位包括哪些?

硬膜外血肿最多见于颞部、额顶部和颞顶部。因脑膜中动脉主干撕裂所致的血肿,多在颞部,可向额部或顶部扩展;前支出血,血肿多在额顶部;后支出血,血肿多在颞顶部。由上矢状窦破裂形成的血肿在其一侧或两侧。横窦出血形成的血肿多在颅后窝或骑跨于颅后窝和枕部。

二十八、硬膜外血肿手术治疗的适应证有哪些?

1. 有明显颅内压增高症状和体征的颅内血肿。

2. CT示明显脑受压的颅内血肿。

3. 幕上血肿量大于30ml、颞区血肿量大于20ml、幕下血肿量大于10ml。

4. 患者意识进行性加重或出现昏迷。

二十九、什么是硬膜下血肿?

硬膜下血肿为颅内出血积聚于硬脑膜下腔,是颅内血肿最常见者,常呈多发性或与其他类型血肿合并发生。

三十、硬膜下血肿包括哪3种类型?

临床上根据血肿出现症状的时间将硬膜下血肿分为急性、亚急性和慢性3种类型。

三十一、什么是颅骨钻孔血肿引流术？

颅内血肿钻孔引流术指应用 CT 定位，根据血肿的部位和大小，在局麻条件下，行颅骨钻孔，进入血肿腔后即有血性流出，然后将硅胶引流管小心放入囊腔，长度不能超过血肿腔半径，进一步引流液态血肿，将引流管尾端接灭菌密封引流袋，并妥善固定引流管，对血肿进行持续引流的一种治疗方法。

三十二、颅骨钻孔血肿引流术术后护理注意事项有哪些？

1. 严密观察病情变化　观察患者意识、瞳孔、生命体征及肢体运动情况，根据 GCS 评分法，对患者意识状态进行准确评估，密切监测患者生命体征变化，及时发现有无 GCS 评分值下降和两侧瞳孔大小不等；若患者术后头晕、头痛加重，在一度发生烦躁不安后突然转为安静状态，或由非昏迷状态转为昏迷状态或昏迷程度加深，提示再出血的可能。

2. 防止再出血护理　手术后取去枕平卧位或头低脚高位，卧位患侧，多饮水，遵医嘱静脉补充大量低渗水（可达 3500ml），以利引流及脑膨起复张，闭合血肿腔；尽量避免震动头部，以免诱发硬脑膜与颅骨内板分离而使静脉受牵拉出血，改变患者体位时动作缓慢，防止幅度过大，同时尽量避免过度刺激和连续护理操作；不使用脱水剂；应用软毛刷刷牙；凝血功能障碍者注意出血倾向，观察有无注射后针眼出血难止、牙龈出血、鼻出血等，并行凝血功能检测，纠正凝血功能障碍；鼓励患者做轻声咳嗽、屏气、吹气球等动作，适当增加脑压，以促使脑膨起；控制患者血压在 140～160/90～95mmHg，血压过高，脑血管灌流明显增加，可引起再出血，有资料表明舒张压高于 95mmHg 预示再出血可能性大，过低则大脑供血供氧不足，易导致脑水肿；指导患者进行有效咳嗽，痰不易咳出可配合给予雾化吸入；每 2 小时进行翻身、叩背 1 次，翻身、叩背动作要轻柔缓慢、用力适度，同时观察患者的意识、呼吸等情况；保持大便通畅，多食含纤维素丰富的食物，多饮水，便秘者定期给予腹部顺时针按摩，同时配合使用缓泻药、开塞露通便，避免患者颅内压增高引起再出血。

3. 防止颅内积气护理　引流管装置保持密闭、无菌、通畅，各接口衔接牢固，妥善固定，防止受压、扭曲或脱出；每日更换引流袋，严格无菌操作，更换引流袋前夹紧引流管，更换后常规检查密闭性及是否通畅，确保有效安全引流，操作时动作轻柔，避免牵动引流管而损伤血肿内膜或蛛网膜，引流管与引流袋衔接处用无菌敷料包扎，定期检查引流是否通畅，每日由近颅端向下挤压引流管，以防阻塞；常规规定硬膜下引流袋放置低于穿刺针口 10～15cm，引流量每日≤100ml，引流袋位置可低于头部 10～15cm，引流量每日＞100ml，则调整引流袋于头部同高的位置，术后引流量持续为 250～300ml、颜色为淡黄或澄清透明，类似脑脊液时，可能为术中损伤蛛网膜，致蛛网膜下隙与硬膜下血肿腔相通，应将引流管抬高，大约高于侧脑室平面 10～15cm；当患者更换体位、头部上抬时，应先夹管再搬动患者，随时调整引流袋高度，避免引流管或引流袋内的引流液倒流引起颅内感染；引流液颜色为酱油色，量逐渐减少并较前清淡，提示血肿基本消失，若术后引流液由暗红色变为鲜红色，量较前增多，则提示患者再次出血的可能；引流速度宜缓，以不引起明显头痛为限，不宜在短时间内引流过多、过快，以免造成颅内压过低或脑组织移位而引起颅内出血，引流时若发生剧烈头痛，立即抬高引流袋，能使头痛迅速缓解；引流一般需 3～5 天，待引流液由酱油色变成淡黄色、引流量＜10～20ml 或无引流液流出、头颅 CT 追踪复查示脑膨起复位良好、无明显血肿残留或新的血肿形成，视为拔管指征，拔管前先夹闭 24 小时，夹管期间注意观察有无颅内高压症状，病情稳定后再拔管，严密缝合切口，并保持局部敷料清洁干燥。

三十三、预防颅内感染的有效护理措施包括哪些？

1. 尽量缩短住院患者等待开颅手术的时间。

2. 术前认真头皮准备，术野消毒范围充分，术中严格无菌操作。

3. 术后切实做好引流管的护理。

（1）保持穿刺部位清洁干燥。患者头下应置无菌治疗巾，头皮穿刺处每日用碘酒、乙醇消毒 1 次并更换敷料。敷料如被浸湿应查明原因并及时更换。

（2）保持引流系统的无菌和密闭。引流管与引流袋连接处用无菌纱布包裹，不可随意打开和拆卸引流管，禁止在引流管上穿刺。

（3）严防引流液倒流。更换引流瓶时须先夹闭引流管，搬动患者时也应暂时夹闭引流管，并注意保护引流袋，严防倒流或碰破。

（4）每日作空气消毒，保持室内清洁，合理应用抗生素。

（5）病情好转或允许应及早拔除引流管。

4. 密切观察患者意识、瞳孔变化及生命体征的变化，特别要注意观察体温变化，根据病情每日测量体温 4～6 次，如出现体温升高、血常规白细胞升高，及时报告医师并进一步检查，以明确诊断并及时处理。

三十四、什么是颅脑火器伤？

颅脑火器伤是指以火药作为动力所发射的投射物（如枪弹、弹片及其他爆炸飞射物）所致的颅脑损伤。发生率仅次于四肢伤，居火器伤第二位，但其病死率和病残率却较其他部位为高。

三十五、颅脑火器伤的分型是什么？

1. 按投射物分型 枪伤、枪弹伤、弹片伤。

2. 按创伤深浅分型

（1）头皮软组织伤：有头皮损伤，颅骨尚完整，少数患者局部脑组织可能有挫伤。

（2）非穿透伤：有头皮损伤和颅骨骨折，硬脑膜尚完整，脑组织多有挫裂伤，甚至形成颅内血肿。

（3）穿透伤：有头皮伤和颅骨骨折，硬脑膜破裂，脑组织损伤较严重，常合并血肿。

1）非贯通伤（盲管伤）：仅有射入口，致伤物停留在伤道末端，无射出口。

2）贯通伤：投射物贯通颅腔，有入口和出口，形成贯通伤道，多为高速枪伤所致，脑损伤广泛而严重，是火器性颅脑损伤最严重者。

3）切线伤：投射物与头部呈切线方向擦过，飞离颅外，射入口和射出口相近，头皮、颅骨、硬脑膜和脑组织浅层皮质呈沟槽状损伤，所以又称沟槽伤。

4）反跳伤：当投射物击中人体时，能量已消耗殆尽，无力穿入颅内，被颅骨反弹而飞失，出、入口位于同一点上。局部颅骨可发生线性、凹陷或粉碎性骨折，个别可因骨折片刺伤硬脑膜。

三十六、颅脑火器伤现场急救措施有哪些？

1. 首先将伤者转移到安全地带。

2. 及时包扎伤口，减少出血量，有脑组织膨出时，用敷料绕其周围，保护脑组织以免污染或增加损伤。

3. 昏迷伤者取侧卧位，保持呼吸道通畅，防止误吸。

4. 迅速送往医院，对休克、颅内血肿伤员施行急救。

5. 尽早开始大量使用抗菌药物治疗，并应用破伤风抗毒素（tetanus antitoxin，TAT）。

6. 剃发，清洁创口外周，预防感染。

三十七、颅脑火器伤患者术后护理要点有哪些？

1. 严密观察伤者生命体征、瞳孔、意识的变化。

2. 观察伤者有无颅内继发出血和脑脊液漏等。

3. 加强抗脑水肿、抗感染、抗休克治疗。

4. 保持伤者呼吸道通畅，给予吸氧。

5. 躁动、癫痫、高热时，使用镇静药、冬眠药，并采用物理方法降温。

6. 昏迷瘫痪者，定时翻身，预防肺炎、压疮和泌尿系感染，注意营养。

三十八、什么是颅脑非火器穿通伤？

颅脑非火器穿通伤指非火器如刀、钉、棍棒、砖石、榔头等锐器、钝物所致开放性颅脑损伤。

三十九、颅脑非火器穿通伤术后护理措施包括哪些？

1. 病情观察　患者术毕一般安置在专科 ICU。15～30 分钟测量血压、脉搏、呼吸，同时加强意识和瞳孔监测，及时发现病情变化；保持呼吸道通畅，及时排除呼吸道分泌物，吸氧，去枕平卧，保证输液畅通；准确记录单位时间内的出入量，严密观察尿量、尿色、尿比重。当尿量＞250ml/h，或者尿量＞5000ml/d，尿比重＜1.005 时，应考虑尿崩症的可能，并及时通知医师进行检查处理。

2. 引流管的护理　此类患者通常在多科协助下完成手术，手术后留置引流管较多，因此保持引流管畅通，妥善固定引流管非常重要。在翻身、治疗时，动作应轻柔、缓慢、小角度，不可牵拉引流管，防止引流管滑脱。定时检查引流管是否受压、扭曲或成角，导致引流不畅。在无菌操作下每天更换引流瓶和引流孔敷料，注意观察引流液的量、颜色及性状。根据引流量的多少，适当改变引流管的高度，24 小时引流量应控制在 150～200ml。

3. 高热的护理　严重颅脑异物穿通伤导致颅骨、硬脑膜的破损，脑组织直接或间接地与外界相通，加之异物污染和脑脊液漏的存在，患者都会出现中枢性和颅内感染引起的高热。应 1～2 小时测体温 1 次，密切观察患者的体温变化，如出现高热，先采取适当物理降温措施，如置冰袋于骨窗、戴冰帽及卧冰毯床，用温热水泡手足和搓擦至皮肤发红等。如高热持续不退，遵医嘱及时使用降温药物；但当患者有脉搏过快、呼吸减慢、血压偏低时，需谨慎使用。体温在 38℃ 以上者，需追加 500 ml/d 液体，以补充因过度通气而丢失的水分。

4. 口腔与眼部护理　口腔护理是减少感染和促进愈合的关键，须做好口腔护理。护士巡视病房、交接班时应重点检查、督促、加强护理。通常采取弯针头冲洗和大棉签擦洗法相结合，操作时要注意观察口内有无渗血及口底、咽旁肿胀情况，有无溃疡及真菌感染。常用药物有 0.2% 呋喃西林、口洁素、3% 过氧化氢和生理盐水，必要时与 0.2% 的碘伏交替使用。对异物由眼眶穿入颅内的患者，手术后通常取仰卧位或向健眼侧卧位，以防健眼泪液流入手术眼而造成感染；遵医嘱局部用抗生素眼药水及眼膏，包扎眼部的绷带要松紧适度，固定好。应当注意观察术后伤眼瞳孔、视力变化及有无红、肿、热、痛及异常分泌物等；对严重眼组织挫裂伤患者在伤后 24 小时内给予冷敷双眼，可起到止痛、止血作用，效果良好。

5. 加强基础护理　在治疗的全过程中特别需重视防治颅内、伤口与肺部感染，早期应用足量有效的广谱抗生素至关重要；定期做痰、脑脊液、伤口分泌物的培养，以便更好地指导术后用药；加强呼吸道和气管切开后的护理，根据血氧饱和度调节氧流量。昏迷患者应注意防止压疮及坠积性肺炎，早期留置胃管，监测胃液 pH 值，如病情允许，早期给予高蛋白、高热量、多维生素的流食，同时注意观察有无消化道出血的症状。病情稳定后，给予早期康复护理，加强肢体功能锻炼和肌肉按摩，辅以针灸、理疗等。

四十、什么是二次脑损伤？

二次脑损伤概念由英国学者 Miller 在 1978 年首次提出，它不同于继发性脑损害（颅内血肿与脑水肿），系指原发脑损伤后，二次脑损伤因素如血压、体温、颅内压、脑血流（cerebral blood flow，CBF）及脑灌注压（cerebral perfusion pressure，CPP）等的异常改变，可造成第二次脑损害，加重原发脑损伤和创伤性脑水肿。实验研究显示，二次脑损伤后，颅内压、脑灌注压、脑血流、血栓素 A、兴奋性氨基酸等异常改变，是合并二次脑损伤者预后差的基础。临床研究表明，二次脑损伤的发生率为 44.5%；与单纯颅脑外伤相比较，合并低血压或高热等二次脑损伤因素改变者，病死率与致残率显著升高。因此，及早治疗或预防二次脑损伤，对提高脑损伤救治水平有重大意义。

四十一、什么是颅骨缺损综合征？

颅骨缺损多因颅骨开窗减压术、不能复位的粉碎性骨折手术或巨大脑膜瘤摘除术后，以及严重的电击伤、烧伤等引起。颅骨全层缺损小、硬脑膜完整者,很少产生症状。较大的全层缺损可导致头晕、头胀痛、骨缺损处有压迫感,亦可因头部位置改变(如头低时,骨缺损处膨出,坐位时又塌下)而不适,此等症状统称之为颅骨缺损综合征。

四十二、颅骨成形术的适应证有哪些?

1. 损伤面积>3cm^2,近年来有主张 2cm^2 即需修补的。

2. 损伤部位有碍美观,特别眶部和前额部缺损。

3. 头痛,头昏,缺损区不适感,头位改变时症状加剧。

4. 受伤部脑组织波动,头皮和缺损边缘处有压痛。

5. 声响,怕震动,怕受外伤的不安全感,或由此引起严重的精神压力,影响正常社会交往,甚或抑郁。

6. 脑膜 - 脑瘢痕形成伴发癫痫(需同时行痫灶切除术)。

四十三、颅脑外伤的常见并发症有哪些?

1. 外伤性脑脊液漏。

2. 外伤后脑积水。

3. 颅骨缺损。

4. 外伤后低颅压。

5. 迁延性昏迷。

6. 外伤性癫痫。

7. 外伤后综合征。

四十四、颅脑外伤的常见后遗症有哪些?

1. 功能性症状 表现为头痛、头昏、失眠、多梦、无力、注意力不集中、记忆力差、心悸、多汗、耳鸣、怕光、性功能减退、阳痿、月经不调,这些大多属自主神经功能失调症状;精神症状可表现为癔症性痉挛、麻木、失音、视力下降、听力下降、木僵、缄默状态等。上述症状每个患者参差不齐,轻重不一,患者的主诉往往多于阳性体征,客观检查无肯定的神经系统病灶体征。有时虽然找到一些轻微征象,也难以定位,例如一些患者可能出现脑电图轻度或中度异常。

2. 器质性脑损伤症状 表现为不同程度的肢体瘫痪、失语、感觉障碍、精神症状和智能障碍,以及颅神经不同程度的障碍,这些常是脑损伤的直接后果,症状表现轻重也多与脑损伤的部位和程度相一致。

四十五、如何评价颅脑损伤的预后?

目前临床上最为常用的评分系统是基于伤后临床症状表现而评定的 GCS 及伤后恢复期多应用的格拉斯哥预后评分(Glasglow Outcome Scale,GOS)。以 GOS 评价颅脑损伤的预后:

1975 年 Jennett 和 Bond 提出伤后半年至 1 年患者恢复情况的分级:

一级:死亡。

二级:植物生存,长期昏迷,呈去皮质和去脑强直状态。

三级:重残,需要他人照顾。

四级:中残,生活能自理。

五级:良好,成人能工作,学习。

四十六、如何进行颅脑损伤患者的营养支持?

严重颅脑损伤患者需要大量热量,昏迷患者平均需要补充静息代谢消耗(resting metabolic expenditure,RME)的 100%～200% 的热量。重症患者应激期可按 20～25kcal/(kg·d)计算需要的热量。颅脑损伤患者对热量的需求取决于许多因素,它由对损伤应激反应的儿茶酚胺增高、颅脑损伤的继发作用（如自发的运动反应）以及静息状态的肌张力等所决定。因儿茶酚胺水平增高引起的自主神经功能亢进，表现为血压升高、心率加快以及出汗等，促使患者每日热卡需要量增加。因而 GCS 计分较低的患者其 RME 的需求量增高。如颅脑损伤患者的热卡需求在治疗时不能尽早得到满足，患者将处于负氮平衡，导致体重进行性下降、肌肉消瘦、伤口愈合不良、压疮形成以及肺部的并发症等。

关于患者每日热卡需要量的估算，可以 Harris-Benedict 公式作为参考：男性 BEE＝[66.47+13.75（W）＋5.0（H）－6.76（A）]×AF 女性 REE=[655.10＋9.65（W）＋1.85（H）－4.68（A）]×AF 式中 REE 为能量消耗需求量（即每日所需热卡），W 为体重（kg），H 为身高（cm），A 为年龄（岁），AF 为校正或调节因子，颅脑损伤患者可以 1.5 计。颅脑损伤后 48～72 小时，应开始每日以静脉补液治疗提供 250～500kcal 的热量。一旦患者能进食时，即可利用消化道补充营养。对不能经消化道进食的患者须考虑胃肠外高营养。

1. 鼻饲 经鼻饲管滴入要素饮食，以满足患者营养代谢的需要，是一种简便、安全和有效的补充营养的途径，在临床上已广泛使用。管饲的要素饮食应配成每毫升含有 1 卡热量的溶液，应有足够的蛋白质、矿物质和维生素。若浓度过高，每毫升超过 1 卡热量的溶液可能导致腹泻。

鼻饲开始时应较缓慢。先给予较稀溶液，而后逐渐增加其浓度，胃管可放入胃内，但若能通过幽门而进入肠道则更好。由于要素饮食的渗透压很高，为防止高钠血症和氮质血症，以及严重的高渗性脱水，应在管饲时另补充水分，通常每管饲 1ml 需另加 0.5ml 的水分，亦可采用 24 小时均匀注入或每 4 小时一次性注入 200～400ml。为防止胃潴留和危险的肺内误吸，管饲期间应每日检查胃内残留量。清醒患者除管饲外，还可经口腔进食。管饲并发症包括腹泻、恶心、呕吐、误吸、高糖血症、非酮高渗性昏迷、电解质紊乱以及偶尔由于肠道产生维生素 K 的细菌减少所致低凝血酶原血症和凝血酶原时间延长等。

2. 全胃肠外营养 全胃肠外营养（total parenteral nutrition，TPN）是通过中央静脉插管输入高张营养溶液，适用于胃肠功能差，不能耐受液体或要素饮食的鼻饲以及对热卡需求量过高不能得以满足的患者。TPN 有 2 种输入的方法：①经中央静脉插管输入法，即导管经锁骨下或颈内静脉而插入腔静脉；②经周围静脉输入法，即经周围静脉输入等张、等渗溶液。中央静脉插管可能产生许多严重并发症，包括锁骨下动脉损伤、血胸或气胸、臂丛神经损伤、静脉血栓形成、空气栓塞、淋巴管损伤而致乳糜胸、甚至发生心肌穿破等。败血症则是长期静脉插管另一个常见的并发症。若插管能认真仔细操作或每 10～14 天予以更换，有可能减少并发症的发生。

在无菌条件下配制的营养溶液，含有 7%～8%氨基酸和 50%葡萄糖液的混合液，其最终溶液为 3.50%～4.25%的氨基酸和 25%葡萄糖的混合液。添加剂为钠、钾、硫酸镁、葡萄糖酸钙和维生素（水溶性维生素 B 和 C 与脂溶性维生素 A、D、E、K 等）。营养液配方可根据患者需要调整，如肝衰患者可减少芳香族氨基酸而增加支链氨基酸的溶液；对不能按常规补给电解质的肾衰患者，作为氮的来源仅用 8 种必需氨基酸。周围静脉高营养可作为中央静脉高营养的一种替代方法，但这种形式以营养治疗要满足营养素及热量的需要，要求补入大容量的液体。这就使它的应用受到较大限制，尤其是脑水肿患者，这种周围静脉高营养只能短期使用。通常可以 3.0%～3.5%等张、等渗氨基酸溶液并配以 10%葡萄糖溶液，作为非蛋白质热量来源来加以使用。经周围静脉途径输入高浓度葡萄糖和氨基酸高渗溶液，可引起肢体疼痛，并产生静脉硬化，引起肢体水肿、蜂窝织炎或甚至坏死。

全胃肠外高营养可引起如下的代谢并发症：

（1）高糖血症伴发高渗性非酮性酸中毒昏迷，补液速度应缓慢，并给予外源性胰岛素。

（2）低糖血症，最常见于突然停止输入高浓度葡萄糖溶液之时。在停止使用 TPN 之前的 3～5 天内，输入量应逐渐减少而同时缓慢增加其他方法的补充营养。

（3）各种电解质和矿物质紊乱，最常见的有钾、钙、镁、磷等紊乱。

（4）肝脏疾病患者可能发生高氨血症，肝功能发育尚不全的儿童也可能发生这种并发症。

各种形式的营养治疗需要以下列 2 种方法加以监护：

（1）一般测量，包括每日体重测量，婴幼儿生长参数测量以及每日出入量记录等。

（2）实验室数据，包括每日电解质测定、全血计数、血浆渗透压等监测，以及最初每周至少应测定血氨水平、肝功能检查如血清总蛋白、白蛋白、尿酸、钙和磷等的测定。

四十七、颅脑损伤患者躁动时应如何护理？

躁动是脑挫裂伤急性期的常见表现之一，应注意落实以下护理措施。

1. 分析引起躁动的原因　脑挫裂伤、颅内血肿、脑水肿引起颅高压，呼吸道不畅导致脑缺氧，膀胱过度充盈，大便干结时强烈排便反射，呕吐物或大小便刺激，肢体受压以及冷、热、痛、痒、饥饿等刺激均可引起躁动。

2. 慎重镇静　不可轻率给予镇静药，以防影响病情观察，已明确因颅内压增高所致的躁动，可给予镇静药，但应密切观察病情变化。

3. 防止意外发生　加床栏以防坠床，必要时由专人守护；注射时防断针；勤剪指甲防抓伤；保持床单位平整防皮肤擦伤；不能强加约束、捆绑四肢，以免患者过度挣扎使颅内压进一步增高并加重能量消耗。

四十八、颅脑损伤患者家属心理引导有哪些？

1. 应激期的护理　对处于兴奋状态的患者，可置于安静的病房。各种操作要轻柔，并可用语言、表情、动作暗示患者已脱离危险，已受到良好的医疗护理。可安排亲属陪伴，解除患者心理的恐惧和不安，使其有安全感。

2. 心理矛盾期的护理　对此期患者，应密切观察言行，仔细分析心理矛盾，有的放矢地进行心理护理，帮助患者正确对待后遗症及各种心理矛盾。对患者的心身痛苦，要表示体谅；对患者的无理指责要表示宽容；对患者埋藏在心中的矛盾心理，要诱导其诉说出来。稳定患者的情绪，使患者从忧郁、焦虑、烦躁的矛盾心理中解脱出来，避免发展为信任危机。

3. 信任危机期的护理　此期患者极易产生悲观厌世情绪和自杀念头，拒绝进食和治疗，护理人员应予以高度警惕和重视。要加强陪伴和护理，但不必过度紧张。沉着冷静，有条不紊地进行各种护理操作，主动与患者接近，以便从中发现问题，启发患者将心中的积郁与怀疑倾吐出来。体谅其病痛，谅解其过激，安抚其思想创伤。对患者的叙述耐心倾听，并可做有意识的点头或插话，表示理解与赞同，指出各种治愈的有利因素，介绍类似患者已获治愈的例子，取得其信任，使其重新树立战胜疾病的信心。

4. 避免消极因素　设法消除伤害患者自尊心的各种因素，如讥笑、讽刺打击等。不要议论患者的缺陷和短处，禁用刺激性语言。对具有一定文化素养的患者，可提供一些文化艺术作品让其阅读、欣赏。对有依赖心理的患者，要向他们讲明器官功能不用即退的道理，反复讲解功能锻炼的重要性。当锻炼收到一定成效时，及时表扬和鼓励。对肢体、器官还有一定功能的患者，可让其做一些力所能及的事情，有助于克服自卑及依赖心理，恢复自信心和自尊心。

四十九、什么是脑水肿？

脑水肿是中枢神经系统对颅脑损伤、脑瘤、炎症、脑卒中等各种外源性或内源性有害因素刺激产生的组织病理学反应。其作用于脑组织，使脑组织内水分异常增多，脑体积增大，重量增加。水分聚积于脑间质内称细胞外水肿，聚积于细胞内包括胶质细胞或神经细胞内称细胞内水肿，两者常同时存在。严重心血管疾病、呼吸系统疾病、休克、中毒、代谢性疾病、肾衰竭等全身性疾病使机体内环境发生变化，导致脑组织缺血、缺氧，脑的微循环与脑细胞代谢障碍，都可能引起脑水肿。

五十、脑水肿的常见病因有哪些？

1. 颅脑损伤　颅脑损伤是脑水肿的常见原因。脑挫伤、脑裂伤都能引起脑水肿。颅内血肿使局部脑组织受压也可引起脑水肿。颅骨凹陷骨折压迫脑组织，或者骨折片直接致伤脑组织，可出现脑水肿。爆震伤时，气浪剧烈冲击胸部，或胸部直接受到挤压伤，上腔静脉压急剧升高，压力传至颅内冲击脑组织，造成脑组织弥漫性脑水肿。脑 DAI 更可继发严重弥漫性脑水肿。

2. 颅内占位病变　脑瘤使其周围脑组织受到压迫或脑静脉回流受阻、静脉压升高、颅内淤血、脑脊液循环和吸收障碍，以及肿瘤生物毒性作用等，血脑屏障受损害或破坏，血管壁通透性增加，可产生局限性脑水肿。脑的原发性恶性肿瘤脑水肿显著，肺癌、绒毛膜癌等脑转移瘤在病灶的周围多出现严重脑水肿。

3. 颅内炎症　脑炎、脑膜炎、脑室炎、脑脓肿及败血症均可导致颅内弥漫性炎症，从而出现不同程度的脑水肿。有的小脓肿或小的炎性肉芽肿周围水肿非常显著。

4. 脑血管病　脑动脉血栓形成或栓塞，或颈内动脉血栓形成，使该动脉供血区发生急性脑供血不足与脑梗死，脑动脉瘤、脑动静脉畸形破裂出血、蛛网膜下隙出血、脑内出血，同时发生脑血管痉挛，均可导致脑水肿。

5. 脑缺氧　不同原因所致的呼吸困难或窒息、心脏停搏、长时间低血压、休克、胸部创伤、高原性缺氧、一氧化碳中毒及其他肺源性脑病使脑处于缺氧状态伴随脑水肿。

6. 外源性或内源性中毒　铅中毒或其他原因引起的全身性中毒常引发弥漫性脑水肿。

7. 脑代谢障碍　各种原因导致的脑代谢障碍可引起脑水肿。

8. 脑的放射性损害　如微波、红外线、射线等。脑瘤放疗或接受其他射线过程，可引起轻度或较重的脑水肿。常见于对放射线敏感的患者，或因放疗剂量差错，照射剂量过大，可出现放射性脑水肿，严重者导致放射性脑病。

五十一、脑水肿患者的护理要点有哪些？

1. 将床头抬高 15°～30°，以利患者颅内血液回流。但有脑疝前驱症状时，则以平卧位为宜。

2. 用冰枕或冰帽保持头部低温，对体温高者及时给予降温处理。

3. 维持液体匀速输入，避免快速大量输液。按时按量应用脱水药，积极防治脑水肿。

4. 发生脑疝时快速滴注或注射 20% 甘露醇 2g/kg，并做好气管插管、侧脑室穿刺减压引流的准备。

5. 为防止颅内压骤然增高，保持呼吸道通畅，及时吸痰、注意舌后坠。吸痰时尽量避免刺激患者引起剧烈咳嗽，避免患者用力或压迫患者腹部等。

6. 遵医嘱应用镇静药及时止惊，在用药过程中，加强观察防止发生呼吸及心血管功能抑制。

五十二、什么是脑疝？

颅内某分腔有占位性病变时，该分腔的压力大于邻近分腔的压力，脑组织从高压力区向低压力区移位，导致脑组织、血管及脑神经等重要结构受压和移位，被挤入小脑幕裂孔、枕骨大孔、大脑镰下间隙等生理性或病理性间隙或孔道中，从而出现一系列严重临床症状，称为脑疝。

五十三、脑疝的急救措施？

脑疝是由于急剧的颅内压增高造成的，在做出脑疝诊断的同时应按颅内压增高的处理原则快速静脉输注高渗降颅内压药物，以缓解病情，争取时间。当确诊后，根据病情迅速完成开颅术前准备，尽快手术去除病因，如清除颅内血肿或切除脑肿瘤等。如难以确诊或虽确诊而病因无法去除时，可选用下列姑息性手术，以降低颅内高压和抢救脑疝。

1. 侧脑室体外引流术　经额、枕部快速钻颅或锥颅，穿刺侧脑室并安置引流管，行脑脊液体外引流，以迅速降低颅内压，缓解病情。特别适于严重脑积水患者，这是临床上常用的颅脑手术前的辅助性抢救措施之一。

2. 液分流流术　脑积水的病例可施行侧脑室-腹腔分流术（ventriculo-peritoneal shunt，V-P shunt）。侧脑室-心房分流术现已较少应用。导水管梗阻或狭窄者，可选用神经内镜下第Ⅲ脑室底造瘘术。

3. 减压术 小脑幕切迹疝时可采用颞肌下减压术；枕骨大孔疝时可采用枕肌下减压术；大面积脑梗死、重度颅脑损伤致严重脑水肿而颅内压增高时，可采用去骨瓣减压术。以上方法称为外减压术。在开颅手术中可能会遇到脑组织肿胀膨出，此时可将部分非功能区脑叶切除，以达到减压目的，称为内减压术。

五十四、小脑幕切迹疝的病因有哪些？

小脑幕裂孔疝常见病因为小脑幕上单侧性占位病变，如脑内血肿、肿瘤、脓肿等。常见的病灶部位为颞叶与内囊，这说明引起海马沟回疝最常见的原因为接近该处的局灶性病变。在小脑幕切迹内形成疝的组织常为海马沟（居前）和海马回（居后）。

五十五、小脑幕切迹疝的前期症状包括哪些？

1. 早期症状

（1）颅内压变化：颅内压增高表现加重。

（2）意识障碍：由清醒逐渐变为嗜睡或意识蒙眬。

（3）瞳孔变化：早期动眼神经受刺激可有短暂瞳孔缩小，以后患侧瞳孔逐渐散大，对光反射迟钝。

（4）锥体束征：轻度对侧上下肢肌力减弱，肌张力增高。

（5）生命体征改变：轻微的脉搏、呼吸减慢。

2. 中期症状

（1）意识障碍：进行性加重，进入浅昏迷，对呼唤无反应，对强刺激尚有反应。

（2）瞳孔变化：同侧瞳孔散大，对光反射消失。

（3）生命体征改变：出现 Cushing 反应——脉搏变慢，血压升高，呼吸深慢，体温升高。

（4）锥体束征：对侧肢体瘫痪，肌张力高，腱反射亢进，病理征阳性。

五十六、小脑幕切迹疝的晚期临床表现有哪些？

1. 意识呈深昏迷，对一切刺激均无反应。

2. 双侧瞳孔散大，对光反射消失，眼球固定。

3. 生命中枢开始衰竭，出现潮式或叹息样呼吸，脉搏细速，血压、体温下降。

五十七、小脑幕切迹疝的治疗方法是什么？

1. 预防脑疝的发生

（1）对于颅内压增高患者应早期诊断，早期治疗。

（2）合理补液，控制总量，控制滴速。

（3）保持头高 15°～30°体位。

（4）谨慎腰穿。

2. 脑疝一旦发生，立即降颅内压

（1）脱水降颅压治疗降颅内压。

（2）脑室外引流。

（3）去除病因：清除血肿，切除颅内病变，对症治疗，减压手术。

五十八、什么是枕骨大孔疝？

枕骨大孔疝是指颅内压增高时，小脑扁桃体经枕骨大孔疝出到颈椎管内，成为枕骨大孔疝或小脑扁桃体疝。多发于颅后窝占位病变，也见于小脑幕切迹疝晚期。

五十九、水钠紊乱的类型包括哪些？

1. 等渗性缺水 又称急性缺水或混合性缺水，这种缺水在外科患者最易发生。此时水和钠成比例丧失，因此血清钠仍在正常范围，细胞外液渗透压也可保持正常。

2. 低渗性缺水 又称慢性缺水或继发性缺水。此时水和钠同时缺失，但失钠多于缺水，故血清钠低于正常范围，细胞外液呈低渗状态。

3. 高渗性缺水 又称原发性缺水。虽有水和钠的同时丢失，但因缺水更多，故血清钠高于正常范围，细胞外液渗透压升高。

4. 水中毒 又称稀释性低钠血症。临床上较少发生，系指机体摄入水总量超过了排出水量，以致水分在体内潴留，引起血浆渗透压下降和循环血量增多。

六十、什么是电解质代谢平衡状态？

电解质代谢平衡状态指机体从食物中获取各种无机盐类，以维持其正常的生理功能，并不断排出一定的盐，以维持体内外以及体内各种体液之间的一种动态平衡。电解质平衡有很复杂的调节机制，可对包括神经、激素、脏器等调节作用进行调节控制。

六十一、低钾血症的定义及病因是什么？

1. 低钾血症的定义 血钾浓度低于 3.5mmol/L 表示有低钾血症。

2. 缺钾或低钾血症的常见病因

（1）长期进食不足；

（2）应用呋塞米、依他尼酸等利尿药，肾小管性酸中毒，急性肾衰竭的多尿期，以及盐皮质激素（醛固酮）过多等，使钾从肾排出过多；

（3）补液患者长期接受不含钾盐的液体，或静脉营养液中钾盐补充不足；

（4）呕吐、持续胃肠减压、肠瘘等，钾从肾外途径丧失；

（5）钾向组织内转移，见于大量输注葡萄糖和胰岛素，或代谢性、呼吸性碱中毒时。

六十二、低钾血症会有什么危害？

1. 低血钾可导致神经、肌肉应激性减退，表现为四肢肌肉软弱，腱反射迟钝或消失，呼吸肌受累时则可引起呼吸困难，低血钾累及中枢神经系统时可出现意识障碍。

2. 缺钾可引起肠蠕动减弱，患者食欲缺乏、恶心、便秘，严重低血钾可引起腹胀、麻痹性肠梗阻。

3. 缺钾可引起心肌兴奋性增强，患者出现心悸、心律失常。严重者可出现房室传导阻滞、室性心动过速及心室颤动，甚至心脏停搏。

4. 低钾可引起缺钾性肾病和肾功能障碍，膀胱平滑肌张力减退，患者出现尿潴留。

5. 低血钾可导致代谢性碱中毒，使机体酸碱平衡紊乱。重度低钾血症可出现严重并发症，甚至危及生命，需积极处理。

六十三、低钾血症的护理措施有哪些？

1. 补钾 以口服途径为首选，鼓励患者多进食含钾丰富的食物，如肉类、香蕉、橘子汁等。药物以 10%氯化钾为首选，每次口服 10ml，每日 3 次，不能口服者应静脉补钾。

2. 并发症的预防和急救 加强护理，严密监测生命征、心电图及血钾，一旦发现心律失常应立即通知医师，积极配合抢救，作好心肺复苏的急救及复苏后的护理。

3. 增强活动耐力

（1）积极控制病因，防止钾继续丢失；

（2）密切监测血清钾水平的动态变化；

（3）依据患者对活动的耐受程度，制订合理活动计划；

4. 减少受伤的危险 移除环境中的危险物品，减少跌倒等意外伤害；

5. 防治便秘 多摄取高纤维饮食，如蔬菜、水果等。

六十四、高血症的定义及病因是什么?

1. 高血钾症的定义　血钾浓度超过 5.5 mmol/L,即为高钾血症。

2. 高血钾症的常见病因

（1）进入体内（或血液内）的钾量太多,如口服或静脉输入氯化钾,使用含钾药物,以及大量输入保存期较久的库血等。

（2）肾排钾功能减退,如急性及慢性肾衰竭;应用保钾利尿剂如螺内醋（安体舒通）、氨苯喋啶等;盐皮质激素不足等。

（3）细胞内钾的移出,如溶血、组织损伤（如挤压综合征）,以及酸中毒等。

六十五、高钾血症的护理措施有哪些?

1. 禁钾

（1）停止经口、静脉给予含钾饮食和药物,如水果、果汁、肉类、牛奶、青霉素钾盐等;

（2）供给高热量、高脂肪饮食或应用静脉高营养,保证足够的热量供给,以减少体内分解代谢所释放的钾;

（3）避免应用库存血,因其含钾高;

（4）积极控制各种感染,以减少细胞分解释放钾。

2. 抗钾

（1）常用 10%葡萄糖酸钙 10～20ml 加等量 25%葡萄糖液缓慢静脉注射;

（2）有心力衰竭者不宜同时使用洋地黄制剂;

（3）密切观察并作好急救复苏的准备,对抗心律失常,防止心脏停搏。

3. 转钾

（1）碱化细胞外液,碳酸氢钠静脉滴注,使钾离子部分转入细胞内;

（2）葡萄糖液加胰岛素（每 3～4g 葡萄糖加入胰岛素 1U）静脉滴注,通过糖原合成使钾离子部分转入细胞内;

（3）对于肾功能不全者,可用 10%葡萄糖酸钙溶液 100ml、11.2%乳酸钠溶液 50ml、25%葡萄糖液 400ml,加入胰岛素 30U,持续静脉滴注 24 小时,速度为 6 滴/分。

4. 排钾

（1）应用阳离子交换树脂:常用聚磺苯乙烯（聚磺苯乙烯酸钠交换树脂）10～20g 口服,每日 2～3 次,或 40g 加入 25%山梨醇溶液 100～200ml 保留灌肠;

（2）促进肾脏排钾:给予高钠饮食或静脉滴入高钠溶液;应用呋塞米、依他尼酸、氢氯噻嗪等排钾利尿剂;

（3）透析疗法:为排钾最有效的方法,适用于急危重症者伴肾衰竭时,可采用血液透析或腹膜透析,以血液透析为最佳。

5. 增强活动耐力

（1）积极控制病因,防止钾继续丢失;

（2）密切监测血清钾水平动态变化;

（3）依据患者对活动的耐受程度,制订合理活动计划。

6. 减少受伤的危险　和患者讨论适当的活动项目与时间,并予协助。移除环境中的危险物品,减少跌倒等意外伤害。

六十六、酸碱代谢紊乱的类型包括哪些?

1. 代谢性酸中毒。

2. 代谢性碱中毒。

3. 呼吸性酸中毒。

4. 呼吸性碱中毒。

第十章 脑血管疾病

一、脑血管疾病常见病因包括哪些？

脑血管疾病常见病因有高血压、动脉粥样硬化、脑血栓、动脉瘤、脑血管畸形、动脉炎、脑肿瘤、脑外伤、血液病等。

二、颅内动脉瘤选择介入栓塞治疗还是开颅夹闭手术？

开颅手术优点是如果动脉瘤夹闭完全，没有残留，则复发率很低，对于合并有颅内较大血肿的患者也很合适，手术时候可以同时进行血肿的清除，缺点是需要打开颅腔，创伤相对较大；介入栓塞是通过血管内的治疗，在大腿根部穿刺血管，将很细的管子放到动脉瘤内，往动脉瘤内填入弹簧圈，血流不再进入动脉瘤，达到治疗的效果，优点是微创，损伤小，不需要开刀，不需要打开颅腔。结果表明，介入治疗方法优于开颅夹闭手术，能够降低患者的病死率和致残率。缺点是目前花费较大，复发率相对较高，多数患者会选择这种损伤较小、安全性较高的介入治疗方法。对于大多数颅内动脉瘤这 2 种方法都是可以选择的，方法的采用主要根据动脉瘤的部位、动脉瘤的形态、患者的年龄、患者的全身情况、发病后患者的状态等，选择哪种方法还要根据医师的经验和最后家属的决定。

三、如何合理选择脑血管病的治疗方法？

首先要确定诊断，进行头颅 CT、CTA、MRI 及脑血管造影术检查以明确颅内情况方可对症进行精准治疗。

四、什么是高血压性脑出血？

高血压脑出血（hypertensive intracerebral hemorrhage，HICH）系由脑内动脉、静脉或毛细血管破裂引起脑实质内的一种自发性脑血管病，具有高血压特性，又称脑溢血。

五、引起脑出血的主要病因有哪些？

主要病因有高血压、脑血管粥样硬化、脑血管畸形、动脉瘤、烟雾病、血液病、脑血栓、脑肿瘤卒中等。

六、高血压性脑出血急性期常见的主要表现包括哪些？

主要表现有剧烈头痛、喷射性呕吐、偏瘫、失语、意识障碍、大小便失禁，少数患者会出现抽搐。脑干和小脑出血者，可伴有严重的眩晕。呼吸深沉带有鼾声，重则呈潮式呼吸或不规则呼吸。脉搏缓慢有力，面色潮红或苍白，全身大汗淋漓，血压升高等。临床表现主要取决于出血部位、出血量和出血速度，出血程度较轻者意识可保持清醒，严重者可能很快出现意识障碍，甚至死亡。

七、高血压性脑出血开颅手术治疗的适应证有哪些？

通常大脑半球出血量＞30ml，小脑出血＞10ml 即有手术指征。尽早手术，减轻血肿对脑组织的压迫，减少并发症，提高预后效果，减少致残率，改善生活质量。

八、高血压性脑出血手术治疗的禁忌证有哪些？

手术禁忌证有血液病、凝血功能障碍、血小板减少以及长期服用双抗的患者。凡病情迅速恶化，深昏迷，有原发性和继发性脑干症状，病情危重，双侧瞳孔散大，血压、呼吸均需药物及人工维持，生命体征趋于衰竭者不考虑手术。

九、高血压性脑出血的最佳手术时机是什么时候？

脑出血患者的手术时机直接影响手术效果。在出血 6 小时内清除血肿，如能在继发性脑组织损害之前清除血肿，神经功能有望获得较好恢复。

十、高血压性脑出血术后护理要点有哪些？

1. 卧床休息 2～4 周，床头抬高 15°～30°，以减轻脑水肿，降低颅内压，减少出血机会。

2. 保持引流管通畅，避免脱落、扭曲、阻塞，保持一定高度，正确记录引流液颜色、性质和量。

3. 注意体温、脉搏、呼吸、血压、意识、瞳孔、肢体活动等变化，有无颅内压增高、脑疝等再出血的症状，如有异常，及时通知医师。

4. 口腔护理每日 2 次，每隔 2 小时翻身拍背 1 次，并按摩受压部位皮肤，防止发生口腔溃疡和压疮。

5. 尽早进行床上功能康复锻炼。

十一、什么是蛛网膜下腔出血？

蛛网膜下腔出血是指脑底或脑浅部的血管破裂，血液直接进入蛛网膜下腔，与蛛网膜下腔的脑脊液混合形成蛛网膜下腔出血，严重的还可以形成血肿。患者的首发症状都是突然发病，头部剧烈疼痛，伴恶心呕吐，颈部僵硬疼痛，严重的有躁动不安、意识障碍、昏迷，甚至危及生命。

十二、蛛网膜下腔出血主要病因有哪些？

引起蛛网膜下腔出血的最主要原因是颅内动脉瘤和血管畸形。

十三、蛛网膜下腔出血的首选诊断手段是什么？

首选头颅 CT 检查。

十四、蛛网膜下腔出血的关键性治疗是什么？

尽快确诊病因对症治疗。绝对卧床休息，镇静，控制血压，解除血管痉挛，脱水降低颅内压，止血及对症处理。

十五、动脉瘤性蛛网膜下腔出血的先兆症状是什么？

发病前数天或数周内出现的严重突发性头痛通常被称为警告性症状或先兆性头痛。

十六、动脉瘤性蛛网膜下腔出血的临床表现包括哪些？

包括剧烈头痛、恶心、呕吐，短暂性意识丧失，颈项强直。

十七、什么是抗血管痉挛治疗？

血管平滑肌收缩，管腔径缩窄，血液缓慢，局部组织灌注不足，这种现象称为血管痉挛。抗血管痉挛治疗的方法包括 3H 疗法使用及尼莫同、法舒地尔抗血管痉挛药物。

十八、蛛网膜下腔出血患者护理要点有哪些？

1. 绝对卧床休息 2～3 周，镇痛镇静，保持大小便通畅。

2. 严密观察意识状态、瞳孔和生命体征变化。

3. 床头抬高 15°～20°，以利于静脉回流，降低颅内压，减轻脑水肿。

4. 认真做好健康教育，对患者及家属应强调卧床休息、保持情绪稳定的重要性。避免精神刺激、情绪波动、用力排便、剧烈咳嗽、喷嚏、过早下床活动。

十九、蛛网膜下腔出血患者在首诊医院不具备病因治疗的条件时是否应该转院？

在患者病情允许的情况下建议尽早转院治疗。

二十、什么是颅内动脉瘤？

颅内动脉瘤是指脑动脉内腔的局限性异常扩大造成动脉壁的一种瘤状突出，多因脑动脉管壁局部的先天性缺陷和腔内压力增高的基础上引起囊性膨出，是造成蛛网膜下腔出血的首位病因。

二十一、脑动脉瘤诊断的金标准是什么？

全脑血管造影术。

二十二、颅内动脉瘤如何分类？

1. 按病因分类　先天性动脉瘤、感染性动脉瘤、外伤性动脉瘤、动脉硬化性动脉瘤。

2. 按形态分类　囊性动脉瘤、梭性动脉瘤、夹层动脉瘤、不规则形动脉瘤。

3. 按大小分类

（1）小型动脉瘤：直径＜5mm；

（2）中型动脉瘤：直径 5～10mm；

（3）大型动脉瘤：直径 11～25mm；

（4）巨大型动脉瘤：直径＞25mm；蛇形动脉瘤是巨大型动脉瘤的一种亚型。

4. 按位置分类

（1）颈内动脉系统动脉瘤：约占颅内动脉瘤的90%，包括颈内动脉—后交通动脉瘤、前动脉—前交通动脉瘤、中动脉瘤。

（2）椎—基底动脉系统动脉瘤：约占颅内动脉瘤的 10%，包括椎动脉瘤、基底动脉瘤和大脑后动脉瘤。

二十三、颅内动脉瘤的临床表现有哪些？

小而未破裂的动脉瘤一般无症状。颅内动脉瘤的主要临床表现有 3 类。

1. 颅内出血　多数患者为单纯性蛛网膜下腔出血，表现为突发头痛、呕吐、意识障碍、癫痫样发作及脑膜刺激征。

2. 局灶症状　大动脉瘤通常产生压迫症状，出现偏瘫、动眼神经麻痹及梗阻性脑积水。

3. 脑缺血及脑动脉痉挛　患者可出现不同程度的神经功能障碍，如偏瘫、失语、深浅感觉减退、失明、精神症状。

二十四、引起动脉瘤破裂的因素有哪些？

引起颅内动脉瘤破裂的原因与动脉瘤的大小、部位等有密切关系，合并高血压者动脉瘤出血风险更高，较大动脉瘤、高血压等高危人群应该注意控制血压。此外，在精神紧张、情绪激动、劳累、头部剧烈摆动、猛弯腰、急起身、饮酒、用力排便、举重物等诱发因素下，引起血压突然增高，很容易诱发动脉瘤破裂出血，对患者生命造成威胁。由于动脉瘤破裂引起脑出血的患者有 30%左右可能来不及救治而导致死亡，所以，在预防和前期检查的时候应该十分小心。同时，在治疗的期间也应谨慎，因为瘤体破裂后，还可能出现第二次或再次出血。

二十五、为什么要对动脉瘤患者采取控制性低血压的降压措施？

控制性低血压是预防和减少动脉瘤再次出血的主要措施之一，由于患者血压波动与颅内压及脑灌注压的变化密切相关，而颅内压及脑灌注压又直接关系到患者的预后及生存质量，所以血压的控制在颅内动脉瘤的治疗及护理中尤为重要。

血压过高可能导致血管破裂出血，血压过低可能导致脑组织供血不足出现其他缺血症状。因此，控制性低血压不是单纯地降血压而是使血压维持在一个较稳定的水平，降压不宜过多，以免造成脑供血不足而引起损害。控制性降压过程中应加强病性监测，当患者出现头晕、意识障碍或意识障碍加重等脑供血不足表现应适当回升血压。

二十六、脑动脉瘤的病情分级包括哪些？

最常用的分级为 Hunt-Hess 分级：

0a 级：未破裂动脉瘤，无神经功能障碍。

0b 级：未破裂动脉瘤，有神经功能障碍。

Ⅰa级：原发性蛛网膜下腔出血（subarachnoid hemorrhage，SAH），清醒，无神经功能障碍。

Ⅰb级：SAH，清醒，无脑膜刺激征，但有长期存在的神经功能障碍，例如偏瘫、失语、视野缺损等。

Ⅱa级：SAH，清醒，有脑膜刺激征，无神经功能障碍。

Ⅱb级：SAH，清醒，有脑膜刺激征，但有明显的神经功能障碍。

Ⅲa级：SAH，有轻度意识障碍，失定向力，但无神经功能障碍。

Ⅲb级：SAH，有轻度意识障碍，失定向力，但有神经功能障碍。

Ⅳ级：浅昏迷，对痛刺激有反应，瞳孔对光反应存在，四肢呈强直性姿势，有或无单侧性体征。

Ⅴ级：深昏迷，瞳孔反应消失，伸性姿势，对痛刺激无反应，生命体征呈衰退表现。

二十七、如何诊断脑血管痉挛？

间接征象包括血压增高、颅压增高等。DSA 可明确诊断脑血管节段性变细或全脑血管纤细、颅内血流时间延长等。

二十八、如何诊断颅内动脉瘤再破裂出血？

动脉瘤一旦破裂将会反复出血，其再出血率达 9.8%～30.0%。患者突发剧烈头痛，意识障碍加深，血压升高，即可行 CTA 及 DSA 检查明确诊断。

二十九、目前颅内动脉瘤的治疗方案有哪些？

有介入治疗及开颅手术治疗。

三十、血管内栓塞术的适应证有哪些？

由于介入性血管内栓塞术具有完全在血管内进行的突出特点，因此手术的针对性很强。手术目的分为控制出血、术前辅助性栓塞和治疗性栓塞 3 种。根据治疗中所使用的方法和栓塞材料，手术适应证可以分为 3 种，即一些难以控制的急性出血、手术难以控制出血的疾病、不宜进行切除手术的良、恶性病变。

三十一、血管内栓塞术术后护理要点包括哪些？

1. 局部麻醉和全麻清醒后的患者可以仰卧位，全麻患者平卧头偏向一侧，穿刺处予压迫止血器压迫止血，下肢制动 12 小时不可弯曲，24 小时后可下床活动，关注足背动脉搏动及末梢血运，观察穿刺处有无出血。

2. 密切观察生命体征及意识、肢体活动的变化，控制血压。

3. 遵嘱用药，防止血栓、血管痉挛。

4. 保持大小便通畅。

三十二、颅内动脉瘤非手术治疗患者护理措施有哪些？

1. 密切观察生命体征及意识、肢体活动的变化，严格控制血压。

2. 绝对卧床休息，保持大小便通畅，必要时给予缓泻药。

3. 多与患者交流，消除患者焦虑及恐惧等不良情绪，保持情绪平稳，避免再出血。

4. 必要时遵医嘱给予镇静药。

三十三、什么是脑动静脉畸形？

脑动静脉畸形（AVM）是一种先天性局部脑血管发生学上的变异。在病变部位脑动脉和脑静脉之间缺乏毛细血管，致使动脉与静脉直接相通，形成动静脉之间的短路，导致一系列脑血流动力学的紊乱。

三十四、脑动静脉畸形的发病机制是什么？

脑动静脉畸形是一种先天性疾患，是胚胎发育过程中脑血管发生变异而形成的。在胚胎早期，原始的动脉及静脉是相互交通的,以后由于局部毛细血管发育异常,动脉及静脉仍然以直接沟通的形式遗留下来。由于没有正常毛细血管的阻力,血液直接由动脉流入静脉,使静脉因压力增大而扩张,动脉因供血多,也逐渐增粗,加上侧枝血管形成及扩大,形成纡曲、缠结、粗细不等的畸形血管团,血管壁薄弱处扩大成囊状,其内部脑动脉与静脉之间无毛细血管而直接沟通形成数量不等的瘘管。血液由供血动脉流入畸形血管团,通过瘘管直入静脉,再汇聚到 1 至数根引流静脉后离开血管团,流向静脉窦。由于缺乏毛细血管结构,因而产生一系列脑血流动力学的改变,出现相应的临床症状和体征。

三十五、脑动静脉畸形的常见临床表现包括哪些?

1. 一般症状 搏动性头痛,位于病侧,伴有颅内血管杂音。

2. 出血 常为首发症状,表现为蛛网膜下腔出血或脑内血肿。

3. 癫痫 可为首发症状或者出现于出血后,多为全身性发作或局限性发作,局限性发作有定位效应。幕上病变者可有精神异常,偏瘫、失语、失读、失算等。幕下病变者多见眩晕、复视、眼颤及步态不稳等。

三十六、脑动静脉畸形的分级标准是什么?

1. 血管畸形的大小 小 (<3cm) 记 1 分,中 (3~6cm) 记 2 分,大 (>6cm) 记 3 分。

2. 近脑功能区 非功能区记 0 分,功能区记 1 分。

3. 引流静脉 浅记 0 分,深记 1 分。记级方法:级别=(血管畸形大小+功能区+引流静脉)。Ⅰ级:记 1 分;Ⅱ级:记 2 分;Ⅲ级:记 3 分;Ⅳ级:记 4 分;Ⅴ级:记 5 分。

三十七、什么是脑动静脉畸形出血危象?

1. 位于基底节和深部的 AVM 容易出血 因为常常经深部静脉引流,而其较易狭窄,故造成静脉高压后导致出血。

2. 直径<2cm 或直接供血动脉短而粗的 AVM 易出血 原因是畸形动脉为壁薄血管,此时直接来自供血动脉的灌注压力衰减减少,易造成破裂出血。

3. AVM 并发灶内和灶旁动脉瘤容易出血 这些动脉瘤真性还是假性尚不明确,但在结构上可能与动脉瘤一样不完整,更容易破裂。

4. 引流静脉细小或数目减少的 AVM 易出血 因为 AVM 中的血流速度较正常为快,血流量相对较大,若不能及时经引流静脉引流,易造成畸形团内压力升高,引起破裂出血。

5. 累及脑室内的 AVM 易造成出血 大型 AVM 造成大量血液盗流,常造成毗邻的脑组织缺血、缺氧等一系列神经功能障碍。位于功能区或其附近的 AVM 可直接引起癫痫发作,累及硬膜的 AVM 常引起头痛甚至蛛网膜下腔出血。

三十八、目前脑动静脉畸形常用治疗方法是什么?

1. 保守治疗。

2. 手术切除。

3. 介入栓塞治疗。

4. 立体定向放射治疗。

三十九、脑动静脉畸形患者的健康教育指导包括哪些?

1. 调整作息,控制情绪,禁烟酒,改善睡眠。

2. 保持大便通畅,必要时给以缓泻药。

3. 饮食方面多吃低脂、高蛋白、高能量饮食及含粗纤维的蔬菜、水果等,并给以足够水分。

4. 功能障碍者应指导其进行功能锻炼,使患者达到生活自理或协助自理。

四十、脑动静脉畸形的治愈和好转标准是什么？

1. 治愈 畸形血管切除，病灶消失。

2. 好转 供血动脉结扎、栓塞、电凝后，畸形血管部分或大部分消失；颅内压正常或增高，神经症状减轻或好转。

四十一、什么是颈动脉海绵窦瘘？

颈动脉海绵窦瘘一般指颈内动脉海绵窦段的动脉壁或其分支发生破裂，以致与海绵窦之间形成异常的动静脉交通。由颈内动脉和（或）颈外动脉的硬脑膜支血管与海绵窦形成侧异常交通称为海绵窦硬膜动静脉瘘。

四十二、颈动脉海绵窦瘘的主要病因包括哪些？

1. 外伤 车祸、坠落、撞击等间接外伤以及弹片、锥剪刺入等直接外伤均可引起颈动脉海绵窦瘘。间接外伤引起颅底骨折，颈动脉被脑膜固定在海绵窦内，发生撕裂；自眶前区刺入的针、锥、剪经眶上裂直接刺破海绵窦及颈内动脉。

2. 自发性 颈内、外动脉及其分支的硬化、动脉瘤以及其他动脉壁病变，自发形成裂隙或破裂，主干或分支血液直接流入海绵窦。

3. 先天性 颈内动脉与海绵窦间存在着胚胎动脉或动、静脉交通畸形，出生后即可发现症状，也有先天性动脉壁薄弱，承受不起高动脉压，自发破裂。

四十三、颈动脉海绵窦瘘的发病机制是什么？

1. 盗血 颈内动脉血流经瘘口直接流入海绵窦，颈内动脉的血流速度和血流量明显增加，并与瘘口大小呈正相关。大量血液流入海绵窦引起颈内动脉远端出现供血不足，产生脑缺血及眼动脉灌注不足；瘘口血流量越高，盗血量越大，病程越急，症状也越重。

2. 引流静脉扩张瘀血 海绵窦与周围静脉有广泛的交通，大量颈动脉血直接进入海绵窦，造成这些静脉高度扩张、动脉化和瘀血，并因静脉引流的不同而出现不同的症状。

3. 出血 颈动脉海绵窦瘘伴有硬脑膜血管畸形或过度扩张的静脉破裂引起颅内出血；眼底静脉持续瘀血引起视网膜静脉破裂出血影响视力；鼻腔及鼻咽部静脉扩张破裂引起鼻出血。

四十四、颈动脉海绵窦瘘诊断的金标准和治疗方法是什么？

脑血管造影是颈动脉海绵窦瘘诊断的金标准，可清楚观察到瘘口位置、大小、静脉引流及侧枝代偿情况并能为进一步治疗提供依据。治疗方法：可脱球囊栓塞瘘口，弹簧圈栓塞，球囊辅助注射外科胶或 ONYX 胶、覆膜支架等。

四十五、颈动脉海绵窦瘘的治愈和好转标准是什么？

脑血管造影示血流正常，瘘口封闭，颅内杂音消失，突眼及眼球搏动、运动渐渐好转。

四十六、什么是 Galen 静脉瘤？

Galen 静脉即大脑大静脉，很短，长 1cm，位于胼胝体和丘脑后下方，由两侧大脑内静脉汇合而成，向后汇入直窦。Galen 静脉管壁薄弱，容易受损伤。先天性 Galen 静脉血管瘤为一种少见的散发性血管畸形，由于动静脉畸形导致 Galen 静脉呈瘤样扩张。

四十七、什么是 DAVF？

DAVF 是海绵窦、侧窦、矢状窦等硬膜窦及其附近动静脉间的异常交通，为颅内外供血动脉与颅内静脉窦沟通，多见于成年人。DACF 发生在硬脑膜的动静脉分流，其供血动脉为颈内动脉、颈外动脉或椎动脉的脑膜支，血液分流入静脉窦。由于动脉血液直接流入静脉窦而导致静脉窦内血液动脉化及静脉窦内压力增高，从而使得脑静脉回流障碍甚至逆流，出现脑水肿、颅内压增高、脑代谢障碍、血管破裂出血等病理改变。

四十八、DAVF 的经颅多普勒超声表现有哪些？

DAVF 的经颅多普勒超声（transcranial Doppler，TCD）表现主要是颅内动静脉畸形供血动脉及近端血管血流量明显增加、血流阻力降低、血流速度加快，以及波动指数 PI 值明显降低。通过探测大脑中动脉、大脑前动脉、大脑后动脉、椎动脉、基底动脉和小脑后下动脉血流速度可初步了解颅脑动静脉畸形的存在，但小型颅脑动静脉畸形的漏诊率较高。

四十九、目前 DACF 的最佳治疗方法是什么？

血管内栓塞（动脉和静脉）治疗。

五十、什么是烟雾病？

烟雾病又名 moyamoya 病、脑底异常血管网，是一组以 Willis 环双侧主要分支血管（颈内动脉虹吸段及大脑前、中动脉，有时也包括大脑后动脉）起始部慢性进行性狭窄或闭塞，继发出现侧枝异常的小血管网为特点的脑血管病。因脑血管造影时呈现许多密集成堆的小血管影，似吸烟时吐出的烟雾，故名烟雾病。

五十一、导致烟雾病的影响因素有哪些？

1. 先天性的脑血管畸形（发育异常或遗传）。
2. 后天性多病因性疾病，如脑膜炎、外伤、感染、放射线等。

五十二、诊断烟雾病的金标准是什么？

全脑血管造影术。

五十三、烟雾病的 TCD 表现有哪些？

TCD 的表现：双侧颈内动脉末端、大脑中动脉、大脑前动脉狭窄血流频谱或颅内动脉闭塞的相应频谱；颅底有烟雾血管时，可在大脑中动脉起始部和颈内动脉末端深部检测到两种以上血流速度、频谱形态和方向不同的血流信号。

五十四、烟雾病患者术后的护理要点有哪些？

1. 严密观察患者意识、瞳孔及肢体变化，保持生命体征平稳，控制血压。
2. 严密观察移植血管部位的搏动及切口敷料有无渗血。
3. 固定好引流管的高度，防止引流管受压、扭曲、折叠，观察并记录引流液的颜色及量。
4. 术后患者清醒后予调高床头 15°～30°，有助于静脉回流，减轻脑水肿。

五十五、烟雾病常见并发症包括哪些？

肾动脉狭窄性高血压、颅内动脉瘤、脑血管畸形、癫痫、原发性肺源性高血压、周期性斜颈和发育障碍等。

五十六、什么是脑淀粉样血管病？

脑淀粉样血管病是老年人一种独立的脑血管病，脑组织局限性炎性病变，退行性变及老化，使小动脉与毛细血管的通透性发生改变，促使血清中淀粉样物质沉积在脑组织中与血管壁上。临床特征以痴呆、精神症状、反复或多发性脑叶出血为主要表现。

五十七、什么是脑动脉盗血综合征？

脑动脉盗血综合征是在各种原因引起的主动脉弓及其附近大动脉血管严重狭窄和闭塞情况下，狭窄的远端脑动脉内压力明显下降，因虹吸作用使邻近的其他脑动脉血流逆流供应压力较低的动脉以代偿其供血。被盗血的脑动脉供血显著减少，相应脑组织缺血出现临床症状体征，称为脑动脉逆流综合征。

五十八、脑动脉盗血综合征分为哪 5 种类型？

1. 锁骨下动脉盗血综合征。

2. 颈内动脉盗血综合征。

3. 颈外动脉盗血综合征。

4. 椎–基底动脉盗血综合征。

5. 大脑半球动脉盗血综合征。

五十九、什么是颅内静脉血栓形成？

颅内静脉血栓形成（cerebral venous thrombosis，CVT）是由多种原因所致的脑静脉回流受阻的一组血管疾病，包括颅内静脉窦和静脉血栓形成。

六十、炎性静脉窦血栓形成的好发部位是哪里？

炎性静脉窦血栓形成的好发部位是海绵窦、横窦和乙状窦。

六十一、不同静脉窦血栓形成有哪些特有表现？

1. 海绵窦血栓形成　多继发于眼鼻面部感染，表现眼球突出、眼睑眼眶眶周结膜充血水肿、眼底瘀血水肿、眼球运动受限、瞳孔散大、面部感觉障碍等。

2. 横窦与乙状窦血栓形成　多继发于化脓性中耳炎或乳窦炎，表现吞咽困难、饮水呛咳、构音不清、同侧眼球外展困难等。

3. 上矢状窦血栓形成　颅高压症状、意识障碍突出，可伴癫痫（抽搐等）发作，出现对侧偏瘫、偏侧麻木。

六十二、溶栓治疗的护理要点包括哪些？

出血是溶栓治疗最常见的并发症，要求护士严密监测生命体征，同时注意意识状态变化，观察穿刺点、皮肤黏膜、牙龈、消化道、尿色及痰的颜色，注意有无出血，及时调整治疗方案。注意监测活化部分凝血活酶时间（activated partial thromboplastin time，APTT），避免过长，增加出血概率。遵医嘱用药，严格掌握药物的时间、剂量、方法。

六十三、什么是缺血性脑血管病？

指在供应脑的血管管壁病变或血流动力学障碍的基础上发生脑部供血障碍，导致相应供血区脑组织缺血、缺氧而出现脑组织坏死或软化，并引起短暂或持久，局部或弥散的脑损害，造成一系列神经功能缺损症候群。

六十四、缺血性脑血管病的分类及病因是什么？

1. 分类

（1）短暂性脑缺血发作。

（2）可逆性缺血性神经功能缺失。

（3）进展性卒中。

（4）完全性卒中。

（5）边缘区（分水岭区）梗死

（6）腔隙性梗死。

2. 病因　包括各种疾病引起的血管、血流动力学及血液成分异常，造成脑部供血障碍，导致脑缺血发生。缺血性脑血管病常见于中老年人，其病因多为高血压、动脉粥样硬化。

六十五、缺血性脑血管病的先兆症状包括哪些？

关于缺血性脑血管病的先兆症状，由于缺血的部位不同，其表现常为眼前一过性黑矇、雾视、视野中有黑点、眼前有阴影摇晃，光线减少或一侧面部或肢体出现无力、麻木，有时也会表现出眩晕、头晕、偏头痛、跌倒发作、共济失调、复视、偏盲或双侧视力丧失等症状。

六十六、诊断脑缺血的金标准是什么？

全脑血管造影结合头颅 CT 灌注扫描。

六十七、脑梗死的治疗目标是什么？

脑梗死的治疗目标是重建血液循环、减轻病理损害和恢复神经功能。

六十八、缺血性脑血管病的治疗方案有哪些？

目前缺血性脑血管病的治疗大致分为 3 类。

1. 内科抗凝药物治疗　血管狭窄 50%以下无症状的患者首选药物治疗。

2. 外科治疗　分为颅内外血管搭桥术及颈动脉内膜切除术，用于颈动脉狭窄大于 70%斑块或溃疡形成，抗血小板治疗无效者。

3. 血管内介入治疗　血管狭窄超过 70%或血管狭窄 50%且有症状的均需要置入支架。

六十九、如何根据病情确定手术方式？

1. 颈外动脉狭窄　可选作如下手术。

（1）颈动脉血栓内膜剥离术。

（2）血管成形术，或自体大隐静脉搭桥，或人造血管移植术。

（3）颈部动脉旁路术，仅适用于颅外动脉完全闭塞者。

（4）Fogarty 导管法，为替代上述动脉旁路手术不能使用的备选方法。

2. 颅内动脉的栓塞狭窄闭塞　可选如下手术。

（1）颅外-颅内动脉吻合术，常用颞浅动脉和大脑中动脉吻合术，枕动脉-小脑后下动脉吻合术。

（2）（带蒂或游离）大网膜颅内移植术，适用于颈外动脉已结扎或闭塞者，或颅内动脉过于细小而不适合做动脉吻合者。

（3）颞肌脑贴附术，适用于大网膜颅内移植不可能者。

（4）颅内动脉血栓摘除术　适用于颅内颈内动脉或大脑中动脉主干栓塞的病例，发病时间＜24小时者。

七十、抗凝治疗的护理要点包括哪些？

抗凝药物护理观察：严格把握药物剂量，密切观察患者意识和血压变化，定期评估患者神经功能改变情况，监测出凝血时间，观察皮肤、黏膜有无出血、消化道出血情况、有无血尿、牙龈有无出血、皮肤青紫瘀斑情况。

七十一、什么是脊柱及椎管内血管畸形？

也称脊柱脊髓血管畸形，是一种少见病。其中畸形是指在发育过程中各种组织和器官的异常，并影响了一定生理功能。根据这个概念，脑或椎管内血管畸形则是在脑或椎管内的血管组织在胚胎发育过程中某个环节出现了异常，在结构上和功能上与常人不一样，造成血液进入和（或）流出发生障碍，可能导致出血、肢体功能障碍等临床症状。

七十二、脊柱及椎管内血管畸形的分类包括哪些？

主要分为 2 个类型。

1. 静脉型　脊髓海绵状血管瘤。

2. 动静脉型　脊髓动静脉畸形和髓周动静脉瘘。

七十三、脊柱及椎管内血管畸形的首选治疗方法是什么？

首选治疗方法是栓塞治疗。

七十四、脑血管疾病患者院后康复指导有哪些?

脑血管病患者的病情得到控制后,常有偏瘫、失语、大小便失禁等后遗症,甚至生活不能自理,给患者的身心健康造成极大痛苦。对患者的治疗不仅在于消除病因,治愈创伤,而应同时注意使患者改善生活自理能力,提高生活质量,重新参加社会活动。因此出院后康复指导尤为重要。

1. 加强功能锻炼,按摩和被动运动,避免肌肉萎缩和关节僵硬。

2. 辅助患者开步走路并做肢体锻炼。

3. 恢复日常生活能力,达到生活自理。

4. 加强心理疏导,树立信心。

第十一章 颅内及椎管内感染

一、什么是颅内蛛网膜炎？

颅内蛛网膜炎是指局限或多发的蛛网膜及软脑膜的增厚和粘连，导致蛛网膜与邻近脑组织粘连、蛛网膜下隙不通畅或闭塞，甚至形成囊腔，引起占位效应或影响脑脊液循环，故又称为局限性粘连性蛛网膜炎，其好发于中、青年。本部分主要叙述由感染引起的颅内蛛网膜炎，可由细菌、病毒、寄生虫等感染引起，其中结核性脑膜炎是最常见的病因。病变主要侵犯大脑半球凸面、视交叉和颅后窝，视交叉部蛛网膜炎最常见，发生在颅后窝时易导致脊液循环障碍。

二、颅内蛛网膜炎的病因及分类是什么？

颅内蛛网膜炎病因复杂，可见于其他颅内原发病变，如脑浅表部肿瘤、脱髓鞘疾病、脑血管硬化、蛛网膜下腔出血等，也可见于某些药物鞘内注射后及颅脑损伤或颅脑手术后。

三、颅内蛛网膜炎的治疗手段有哪些？

1. 非手术治疗　在积极处理原发感染病灶基础上，早期或急性期应先采用药物治疗。包括病原治疗（结核分歧杆菌、病毒或寄生虫等），消炎和降颅压等治疗手段。

2. 手术治疗　目的是去除占位（囊肿）、疏通脑脊液循环、解除粘连。经积极抗感染治疗，病原多次培养阴性和脑脊液白细胞计数正常的情况下，脑脊液循环障碍，脑积水者可行脑室-腹腔分流术或三脑室底造瘘术。

四、颅内脓肿包括哪些？

化脓性细菌侵入颅内，引起局限性化脓性炎症，继而形成脓腔者叫作颅内脓肿。颅内脓肿位于脑组织内者叫脑脓肿，位于硬脑膜外者叫硬脑膜外脓肿，位于硬脑膜下者叫硬脑膜下脓肿。引起颅内脓肿的细菌多数由邻近组织的化脓灶继发而来，亦有由远部感染经血源而致病，有的亦可由原虫及真菌引起（属于真菌、原虫性脑病范围）。临床表现主要有感染症状和脑部压迫症状。由于脓肿大小不同，部位不同，临床表现差异性很大。治疗方法为全身应用抗生素，症状明显者手术排脓。

五、什么是脑脓肿？

脑脓肿是指脑组织内化脓性感染所引起的化脓性炎症形成的脑内局限性脓肿，临床以青壮年患者多见。

六、脑脓肿的主要病因有哪些？

脑脓肿常见的致病菌为金黄色葡萄球菌、变形杆菌，大肠杆菌、链球菌等细菌以及霉菌和寄生虫等，由耳源性、鼻源性、血源性、外伤性及隐源性多种渠道侵入脑组织。

七、脑脓肿的病理变化及临床表现包括哪些？

脑脓肿的病理变化包括三期。

1. 第一期　急性脑膜炎、脑炎期，是指化脓性细菌侵入脑实质后，患者表现明显的全身感染反应和急性、局限性脑膜炎、脑炎的病理变化。脑炎中心部逐渐软化、坏死，出现很多小液化区，周围脑组织水肿。

2. 第二期　化脓期，脑炎软化灶坏死、液化，融合形成脓肿并逐渐增大；如融合的小脓腔有间隔则成为多房性脑脓肿，周围脑组织持续水肿。

3. 第三期　包膜形成期，一般经 1～2 周后，脓肿外围的肉芽组织由纤维组织和神经胶质细胞的增生而初步形成包膜，3～4 周脓肿包膜完全形成。包膜形成的快慢与致病菌种类和毒性以及机体抵抗力与对抗生素治疗的反应有关。

八、脑脓肿的治疗方法有哪些？

1. 合理选用抗生素。

2. 使用脱水药降颅压和抗脑水肿，同时预防和治疗脑疝。

3. 脓肿包膜形成后可采取不同的手术方式，临床最常用和最有效的是开颅脑脓肿切除术，也可采取反复穿刺抽脓术或导管持续引流术。

九、脑脓肿切除的适应证是什么？

脑脓肿切除的适应证是脓肿包膜（脓肿壁）形成后。切除术的时机一定要选对，一般是 3～4 周脓肿包膜才能包膜完全形成，影像检查 CT 增强扫描时，可见圆形低密度区周围有环形增强影。

十、脑脓肿术后最常见的并发症是什么？

脑脓肿术后最常见的并发症是颅内感染，临床必需遵医嘱足够足量使用抗生素。

十一、脑脓肿术后护理要点有哪些？

1. 常规观察　包括生命体征（尤其是体温的变化）、意识状态、瞳孔、肢体活动状况等。

（1）颅前窝手术后常有额眶部水肿，可给予冷敷以减轻不适。患者取半卧位、抬高头部以减少漏液。

（2）如发生高热，临床要做好高热的护理（物理降温、遵医嘱按时足量使用抗生素，静脉补充水和电解质）。

2. 疼痛护理

（1）切口疼痛多发生于术后 24 小时内，给予一般止痛药可奏效。

（2）颅内压增高所引起的头痛，多发生在术后 2～4 日脑水肿高峰期，常为搏动性头痛，严重时伴有呕吐，需依赖脱水、激素治疗降低颅内压，可使头痛缓解；脱水药和激素的使用应注意在 24 小时内平均合理分配。

3. 营养和补液　一般颅脑手术后 1 日可进流质饮食，第 2、3 日给半流饮食，以后逐渐过渡到普通饮食，建议进高热量、高蛋白、丰富维生素的软食，少量多餐。

4. 脓腔引流管护理　保持通畅，勿折叠、扭曲、压迫管道。妥善固定引流管，引流袋应至少低于脓腔 30cm，患者应取利于引流的体位。脓腔冲洗，注意避免牵拉、扭曲管道及防止引流管脱落，为避免颅内感染扩散，应待术后 24 小时、创口周围初步形成粘连后方可进行囊内冲洗。先用 0.9%氯化钠溶液缓慢注入腔内，再轻轻抽出，注意不可过分加压，冲洗后注入抗生素。然后夹闭引流管 2～4 小时，引流袋每日在无菌条件下进行更换。观察引流液的性状、颜色、量。引流管的位置应保留在脓腔的中心，故需根据 CT 检查结果加以调整，待脓腔闭合时拔管。

十二、耳源脑脓肿患者的健康教育重点是什么？

平时要注意保持外耳道的清洁干燥，因为耳源性脑脓肿多继发于慢性化脓性中耳炎、乳突炎。

十三、什么是硬膜外脓肿？

硬膜外脓肿是指脓液积聚在硬脑膜与颅骨膜之间的潜在间隙，是较少见的一种颅内感染，占颅内感染性疾病的 5%～10%。大约 20%的硬膜下脓肿患者合并硬膜外脓肿。

十四、什么是硬膜下脓肿？

硬膜脓肿是指颅内发生化脓性感染后，脓液局限性聚积于硬脑膜和蛛网膜之间的硬脑膜下腔。

由于硬膜下腔缺乏间隔，炎性渗出剧烈使脓液在硬膜下腔广泛扩展，有时还可通过大脑脚下缘蔓延到对侧，甚至侵犯到脑底面，从而导致严重后果，值得引起高度重视。硬膜下脓肿发生率较脑实质脓肿低，约占颅内感染病率的 13%～15%，男性多于女性。

十五、硬膜下脓肿的主要临床表现是什么？

硬膜下脓肿典型的早期临床表现除明显的原发感染灶症状外，常有顽固性头痛、发热、恶心、呕吐、脑膜刺激征，但颅内压增高和局灶症状尚不明显。因脓腔累及脑皮质功能区及继发皮质血栓性静脉炎等原因，患者病情可在数小时至数天内迅速恶化，眼底可见视盘水肿，视网膜出血，出现局限癫痫发作或癫痫持续状态下、偏瘫失语、嗜睡甚至昏迷等症状，严重症可继发脑疝，若不及时治疗常导致死亡。

十六、什么是颅内炎性肉芽肿？

颅内炎性肉芽肿是指主要由巨噬细胞增生形成境界清楚的结节状病灶。感染征象隐匿，早期不易诊断，患者常以颅内高压、癫痫及局部占位等症状就诊，在病理上主要表现为慢性炎症，故头颅 CT 常显示为 1 种非特异性改变，平扫常表现为片状或斑片状低密度影、边缘清楚或模糊，病灶周围水肿，但占位效应及病灶强化扫描大多不明显，可见小结节状或环状密度增强影。

十七、椎管内脓肿包括哪些？

椎管内脓肿主要包括硬脊膜下脓肿、硬脊膜外脓肿和脊髓脓肿 3 种。

十八、什么是脊髓蛛网膜炎？

脊髓蛛网膜炎又称粘连性蛛网膜炎，系脊髓蛛网膜增厚与脊髓、脊神经根粘连，甚至囊肿形成，脊髓腔阻塞、刺激、压迫脊神经根或脊髓，从而导致脊髓功能障碍的一组疾病。其病因一般认为是继发于脊髓感染、外伤、化学药物刺激、物理压迫刺激等致病因素的反应性炎症。其临床表现主要为神经根痛，不对称的运动障碍、感觉障碍及自主神经功能的改变。

十九、什么是颅骨骨髓炎？

颅骨骨髓炎是颅骨骨髓较常见的一种感染性疾病，常由中耳炎或鼻旁窦炎症扩散，头皮损伤或开放性颅骨骨折、开颅术后感染及全身其他部位化脓性感染、败血症等血行播散引起。颅骨骨髓炎的急性期常表现头痛、发热、局部红肿热痛。开始时炎症局限于板障内，如未及时控制，可扩散于骨膜下、硬脑膜外、硬脑膜下，甚至可形成脑脓肿。其慢性期脓肿自行破溃或切开排脓后形成反复发作的窦道。于急性期 2～3 周后可见虫蚀样骨破坏，边缘致密不规则，中心有游离死骨。慢性病例颅骨呈大片骨质增生，并可见死骨。

二十、开颅术后颅内感染的诊断标准是什么？

1. 临床上有高热、头痛、颈项强直等颅内感染的症状和体征。

2. 脑脊液检查中白细胞 WBC＞0.01×10^9/L，以多核细胞增高为主。糖＜2.25mmol/L、氯化物＜120mmol/L、蛋白＞0.45g/L。

3. 脑脊液细菌培养呈阳性结果。

4. 有肯定的感染原因，如脑脊液漏等。凡具备第 3 条者可确定诊断，如脑脊液细菌培养阴性者需综合其余各条。

二十一、颅内感染的临床表现有哪些？

1. 高热。临床一般体温高达 39.0℃以上，物理和常用的药物降温效果差。

2. 患者有头痛、颈项强直等临床表现。

3. 部分患者可出现意识改变。

4. 临床以腰椎穿刺脑脊液白细胞计数结果为确诊标准。

二十二、颅内感染患者的护理重点是什么？

1. 做好高热患者的护理，包括物理降温和药物降温的监测和效果评价。

2. 严密监测生命体征，尤其是体温变化。

3. 配合医师行腰椎穿刺术，及时记录脑脊液的颜色及颅内压，指导患者去枕平卧 6 小时。

4. 遵医嘱按时使用抗生素。

5. 必要时准确记录 24 小时出入量，及时补充液体、水和电解质。

6. 做好心理护理。

第十二章 脑寄生虫病

一、什么是脑血吸虫病?

脑血吸虫病是血吸虫卵在脑组织中沉积所引起的虫卵性肉芽肿和炎性反应。一般认为主要来源于肺部病灶。虫卵沉积的脑组织发生脑软化,肉芽肿形成周围脑水肿。

二、脑血吸虫病的临床表现有哪些?

脑血吸虫病可分为急性和慢性两型,均多见于年轻人。急性型多在感染后 6 个月左右发病,表现为脑膜脑炎症状:发热、意识障碍、瘫痪、抽搐及腱反射亢进、脑膜刺激征、锥体束征等。脑脊液检查正常或蛋白、白细胞数轻度增加。随着患者体温下降,症状可以有所缓解。

慢性型多见于慢性早期血吸虫病患者,主要症状为癫痫发作,以局限性癫痫多见,也有患者以颅内压增高伴定位体征为主要表现。当虫卵引起脑部动脉栓塞等病变时,尚可出现突然的偏瘫和失语。此型患者多无发热。头颅 CT 扫描显示病灶常位于顶叶,亦可见于枕叶,为单侧多发性高密度结节影,其周围有脑水肿,甚至压迫侧脑室,使之变形。脑血吸虫病患者的内脏病变一般不明显,粪便检查可找到虫卵,血清免疫学检查有阳性发现。

三、脑血吸虫病的主要治疗方法是什么?

1. 病原治疗 采用锑剂、呋喃丙胺、六氯对二甲苯与硝硫氰胺等药物治疗血吸虫病,但自合成吡喹酮后,上述药物均已被吡喹酮替代。本药不但可以杀死成虫,尚可杀灭虫卵并抑制虫卵肉芽肿生长。吡喹酮的不良反应一般均轻微和短暂,无须特殊处理,但有个别患者发生昏厥、精神失常、癫痫发作,因此对精神病及反复癫痫发作者,治疗应慎重并作好相应措施。

2. 手术治疗 手术指征是大的占位性肉芽肿,有明显临床症状者可施行开颅手术切除;对脑部炎症水肿反应,造成急性颅内压增高,有脑脊液循环阻塞或脑疝形成而脱水药疗效不能持续或无效时,根据患者情况可施行一侧或双侧颞肌减压术或脑室-腹腔引流术。但术后一般仍需内科驱虫治疗。

3. 对症治疗 应注意休息、加强支持治疗,有脑水肿、颅内高压表现者应以甘露醇脱水治疗,有癫痫发作者,应用抗癫痫治疗,以控制发作。

4. 药物治疗

(1)二性霉素 B:对隐球菌、球孢子菌、念珠菌等效果较好。应用本药前给予地塞米松和异丙嗪等,可减轻药物反应。

(2)制霉菌素:对隐球菌、念珠菌等效果较好。

(3)克霉唑(三苯甲咪唑):对念珠菌、球孢子菌等有效。

(4)曲古霉素:对隐球菌、芽生菌、念珠菌有效。

(5)5-氟胞苷:作用同二性霉素 B,但它能通过血脑屏障,对肝、肾均有损害。

(6)抗生素:大剂量青霉素、林可霉素、氯霉素对放线菌感染有效。

(7)酮康唑:对球孢子菌、组织胞浆菌有效。

四、什么是脑包虫病? 其传染源是什么?

人体感染包虫病是细粒棘球绦虫棘球蚴引起的一种慢性脑、肝、肺、心、肾等部位的寄生虫病,脑包虫占包虫病患者的 1%左右。本病的传染源为狗。

五、脑包虫病临床表现有哪些?

1. 原发型 棘球蚴逐渐增大,造成颅内占位效应,并对脑室系统压迫和梗阻,以至颅内压增高。由于包虫囊肿扩张性生长,刺激大脑皮质,引起癫痫发作,囊肿较大的出现头痛、恶心、呕吐,视力减退和视盘水肿等，依囊肿所在部位产生局灶性症状如偏瘫、失语、偏身感觉障碍等，主要临床特点是颅内压增高和癫痫发作。

2. 继发型　症状比较复杂，一般分为原发棘球蚴破入心内期、潜伏静止期和颅内压增高期。继发棘球蚴破入心内，由于大量棘球蚴的内容物突然进入血液，可出现虚脱、呼吸急迫、心血管功能障碍以及变态反应等症状，由于棘球蚴不断长大，且系多个，分布广泛，所以该型临床特点与脑转移瘤相似。

六、脑包虫病的主要治疗方法是什么？

手术为根治的唯一疗法。根据 CT 或 MRI 定位，将包虫囊小心分离后完整摘除。注意勿要将囊壁弄破，以免囊液外溢，使囊内头节种植造成复发或过敏性休克。如术中包虫囊肿破裂，可用过氧化氢、大量生理盐水冲洗，术后应用吡喹酮或阿苯达唑口服，以防止种植病灶的出现。

七、什么是脑囊虫病？其传染源是什么？

脑囊虫病是由寄生虫（猪绦虫为主）所传的一种顽固性颅脑内疾病。猪肉绦虫病患者是其唯一传染源。

八、脑囊虫病的感染方式包括哪些？

人体脑囊虫病的感染方式有 3 种。

1. 内源性自身感染　即由于呕吐等逆蠕动使妊娠节片或虫卵反流入胃。

2. 外源性自身感染　即患者手指污染本人粪便的虫卵，再经口感染自己。

3. 外源性异体感染　因进食污染虫卵的蔬菜、生水、食物而获得囊虫病。

九、脑囊虫病的临床分型包括哪些？

脑囊虫病多见于青壮年。据其临床表现可分为 4 型。

1. 癫痫型　最多见。发作类型常见的有全身性强直阵挛发作（大发作）及其连续状态，部分性运动发作和复合性部分性发作（精神运动性发作）等。

2. 颅内压增高型　主要表现有头痛、呕吐、视力减退、视盘水肿，可伴有癫痫发作、意识障碍甚至昏迷。如出现偏瘫、偏盲、失语等局限性神经体征可称为类脑瘤型。少数患者在当头位改变时突然出现剧烈眩晕、呕吐、呼吸循环功能障碍和意识障碍，称 Brun 综合征。

3. 脑膜脑炎型　系囊虫刺激脑膜和脑弥散性水肿所致。主要表现为头痛、呕吐、脑膜刺激征及发热，还常同时有精神障碍、瘫痪、失语、癫痫发作、共济失调和颅神经麻痹。脑脊液白细胞数明显增加，且嗜酸性粒细胞占优势。

4. 单纯型　无神经系统症状，且无明显的皮肌囊虫结节，由于诊断方法的进步，（如 CT 等）而被发现。

十、脑囊虫病的治疗方法有哪些？

1. 药物治疗

（1）吡喹酮：系一种广谱的抗蠕虫药物，对囊虫亦有良好的治疗作用。服药后囊虫可出现肿胀、变性及坏死，导致囊虫周围脑组织的炎症反应及变态反应，有的患者还可出现程度不等的脑水肿，脑脊液压力与白细胞数增高，严重者甚至发生颅内压增高危象。

（2）阿苯达唑：亦系广谱抗蠕虫药物。常见的不良反应有皮肤瘙痒、荨麻疹、头昏、发热、癫痫发作和颅内压增高。

（3）甲苯达唑：常见的不良反应有腹痛、腹泻、皮肤瘙痒和头痛等。

为了减免抗囊虫治疗过程中在体内大量死亡所引起的变态反应，一般均从小剂量开始，逐渐加量。在出现颅内压增高的症状后应及时用甘露醇等脱水药物治疗，还应酌情并用类固醇激素等。如发生严重颅内增高，除及时停用抗囊虫药物及脱水、抗过敏处理外，还可应用颞肌下减压术，以防止颅内压增高危象。

2. 手术治疗　确诊为脑室型者应手术治疗。对颅内压持续增高，神经体征及 CT 证实病灶尚局限的患者亦可考虑手术治疗。

3. 驱绦虫治疗　对肠道仍有绦虫寄生者，为防止自身再次感染，应行驱绦虫治疗。常用的药物为氯硝柳胺（灭绦灵），嚼碎后 1 次吞服，服药后 3～4 小时应予泻药 1 次以排出节片及虫卵。

第十三章　脑神经疾病及功能性疾病

一、什么是癫痫？

癫痫即俗称的羊角风或羊痫风，是大脑神经元突发性异常放电，导致短暂大脑功能障碍的一种慢性疾病。

二、癫痫具有什么特点？

由于异常放电的起始部位和传递方式的不同，癫痫发作的临床表现复杂多样，可表现为发作性运动、感觉、自主神经、意识及精神障碍。

三、什么是癫痫持续状态？

癫痫持续状态（status epilepticus，SE）或称癫痫状态，是癫痫连续发作之间，意识未完全恢复又频繁再发，或发作持续 30 分钟以上不能自行停止。

四、什么是癫痫大发作？

癫痫大发作也称全身性强直-阵挛发作，以意识丧失和全身抽搐为特征。

五、癫痫大发作的 4 个发作过程是什么？

癫痫大发作 4 个过程分别是先兆期、强直期、阵挛期和惊厥后期。

约半数患者有先兆，指在意识丧失前的一瞬间所出现的各种体验。常见的先兆可为特殊感觉性的幻视、幻嗅、眩晕，一般感觉性的肢体麻木触电感。继先兆期后，随即意识丧失，进入痉挛发作期。首先为强直性发作（强直期），表现突然尖叫一声，跌倒在地，全身肌肉强直，上肢伸直或屈曲，手握拳，下肢伸直，头转向一侧或后仰，眼球向上凝视，持续约一分钟。抽搐停止后患者进入昏睡、昏迷状态，然后逐渐清醒，部分患者在清醒过程中有精神行为异常，表现为挣扎、抗拒、躁动不安。

六、什么是癫痫小发作？

癫痫小发作属于癫痫一种较常见类型。典型小发作是突然的、短暂的意识丧失，一般不超过30秒。常不跌倒，也无惊厥。

七、癫痫小发作类型及主要临床表现是什么？

1. 简单性失神发作　又称典型失神发作。临床表现为突发突止的意识障碍，可在工作、活动、进食和步行等情况下发生。

2. 复杂性失神发作　又称失神发作自动症。除表现发作性意识丧失外，在发作期间还可有类似颞叶自动症的一些表现，如咂嘴、无目的摸索、双手摩擦、徘徊等一些刻板动作。

3. 肌阵挛性失神发作　又称肌阵挛性小发作。表现为两侧对称性眼、面、颈、四肢或躯干短暂肌阵挛发作，不伴有或伴有短暂意识障碍。

4. 运动不能性发作　又称失张力性猝倒发作。突然出现短暂意识障碍，肌张力丧失姿势不能维持而跌倒。脑电图表现与简单性失神发作相同。

八、什么是癫痫局限性发作？

局限性癫痫是大脑皮质某个部位（如中央前、后回）的器质性病变引起的癫痫发作，国际分类叫单纯部分发作。

九、什么是癫痫精神运动性发作？

精神运动性癫痫的发作（简称精神运动性发作，国际分类为复杂部分发作）在意识障碍的背景上，常有错觉、幻觉及自动症等。因多由颞叶病变引起，故又称颞叶癫痫。各年龄组均可发病。约有 40% 的患者发病时有先兆，感到胃部不适、幻听、眩晕、恶心、恐惧等。

十、癫痫的治疗方法有哪些?

1. 药物治疗 苯巴比妥、苯妥英钠、卡马西平、丙戊酸钠是目前广泛应用的一线抗癫痫药。

2. 手术治疗 对药物无效的难治性癫痫可选择手术治疗。

十一、患者口服抗癫痫药物时应注意什么?

1. 每一种抗癫痫药物都有不良反应，应向医师询问注意事项及症状处理方法。

2. 当患者开始服用一种新药时可能会感到疲乏或轻度不适，这些不良反应常常会随着身体对药物的逐渐适应而消失，称为暂时不耐受现象。

3. 如果同时服用 2 种药物，药物之间可能出现相互作用，这会导致身体某种不适。

4. 服用过多药物的表现为异常疲乏、步态不稳、视物成双、发音不清等。

5. 如有皮疹、呕吐、极度不适或肝功能异常应及时与医师取得联系。

6. 必须平衡疗效与不良反应之间的关系，在医师的指导下找到最适合本人的药物及药量，不可随意减药或停药。

十二、为什么抗癫痫药物治疗需要个体化?

药物治疗是控制发作的重要手段，也是目前临床上治疗癫痫的基本方法。由于癫痫是个复杂的慢性病，发病率高、病程长，不能像对待急性病那样来治疗。应当因人而异地制订出一个长远、合理、适合个人特点的治疗方案，使患者的诊断、选药、剂量、服药方法、不良反应、疗效、伴随疾病、智力发育、精神行为等方面都在严密的治疗药物监测之中，随时调整治疗方案以逐渐并尽快达到最佳状态。这种个体化的治疗方案，就是科学合理的药物治疗方案。

十三、癫痫发作时如何做好安全护理?

1. 癫痫发作时应有专人守护，将患者头偏向一侧，迅速解开衣扣，以软物垫塞上下齿之间，以防咬伤舌头；床档保护，防止坠床。

2. 保持呼吸道通畅，如有呕吐需及时清除；加大吸氧流量。

3. 遵医嘱静脉缓慢推注地西泮注射液，注意观察患者呼吸情况。

4. 肢体抽搐时保护大关节，以防脱臼和骨折，切不可强行按压肢体。

5. 密切观察抽搐时发作情况，并详细记录全过程，特别是注意瞳孔、意识的变化以及抽搐的部位和持续时间、间隔时间等。

6. 抽搐后让患者安静休息，一切动作要轻，保持安静，避免声光刺激。

十四、如何做好癫痫患者出院指导?

1. 保持良好的饮食习惯，食物以清淡且营养丰富为宜，不宜辛、辣、咸、过饱。

2. 生活有规律性，因为癫痫的发作与药物、精神、气候等因素有关，应该合理安排好生活、工作和娱乐，避免熬夜、紧张、感冒、饮酒等。

3. 保持愉快的心情，学会情绪的自我调节，避免抑郁、愤怒、恐惧等不良情绪。

4. 严格遵医嘱服药，必须在医师指导下长期、规律服药，不可任意加药、减药或停药；外出时注意携带抗癫痫药，遗漏或中断服药易引发抽搐发作，这也是造成癫痫持续状态的原因；抗癫痫药物的不良反应有皮疹、共济失调、精神症状，出现上述症状时应及时到医院就诊；感冒时仍需服药，以免引起发作。

5. 一旦出现癫痫先兆，应立即就地坐下或躺下，以免摔伤或发生其他意外。

6. 癫痫大发作时家属应立即将患者就地平卧，解开衣领、衣扣，头偏向一侧，保持呼吸道通畅；尽快将筷子、勺子等塞入患者上、下齿之间，以防咬伤舌头或两颊。对抽搐的肢体不能用暴力按压，以免骨折、脱臼等。癫痫持续发作的患者，要立刻送医院抢救。

7. 定时复诊，有病情变化或出现不良反应时，应及时复诊。

十五、什么是帕金森病？

帕金森病又称震颤麻痹，是中老年常见的神经系统变性疾病，以静止性震颤、运动减少、肌强直和体位不稳为临床特征。主要病理改变是黑质多巴胺能神经元变性和路易小体形成。

十六、帕金森病的主要临床表现有哪些？

主要临床表现为静止性震颤、肌强直、运动迟缓、姿势步态异常。

1. 静止性震颤 约 70%患者以震颤为首发症状，多始于一侧上肢远端，静止时出现或明显，随意运动时减轻或停止，精神紧张时加剧，入睡后消失。手部静止性震颤在行走时加重。典型的表现是频率为 4～6Hz 的搓丸样震颤。部分患者可合并姿势性震颤。

2. 肌强直 多从一侧的上肢或下肢近端开始，逐渐蔓延至远端、对侧和全身肌肉。患者的肢体、颈部或躯干时可觉察到有明显阻力，这种阻力的增加呈现各方向均匀一致的特点，类似弯曲软铅管的感觉，故称为铅管样强直。患者合并有肢体震颤时，可在均匀阻力中出现断续停顿，如转动齿轮，故称齿轮样强直。

3. 运动迟缓 患者随意动作减少、减慢。根据受累部位不同运动迟缓可表现在多个方面。面部表情动作减少，瞬目减少称为面具脸；说话声音单调低沉、吐字欠清；写字可变慢变小，称为小写征；洗漱、穿衣和其他精细动作可变的笨拙、不灵活；行走的速度变慢，常曳行，手臂摆动幅度会逐渐减少甚至消失，步距变小；因不能主动吞咽至唾液不能咽下而出现流涎；夜间可出现翻身困难。在疾病早期，患者常常将运动迟缓误认为是无力，且常因一侧肢体酸胀无力而误诊为脑血管疾病或颈椎病。因此，当患者缓慢出现一侧肢体无力，且伴有肌张力增高时应警惕帕金森病的可能。

4. 姿势步态异常 姿势反射消失往往在疾病中晚期出现，患者不易维持身体平衡，稍不平整的路面即有可能跌倒。

十七、帕金森病的分级有哪些？

帕金森病分 5 个等级。

1. Ⅰ级 患者一侧肢体会有症状，能力障碍不是很明显，能像往常一样正常生活。

2. Ⅱ级 患者两侧肢体或者躯干均有症状，没有平衡障碍，还能进行正常的日常生活，还不需要特别护理与帮助。

3. Ⅲ级 患者会站立、步行不稳，身体功能稍微受到限制，而日常生活方面会有轻度障碍，需要一些帮助。

4. Ⅳ级 患者姿势反应障碍明显，只可以勉强行走、站立，而日常生活上需要他人大量帮助。

5. Ⅴ级 患者功能与能力障碍十分严重，无法穿衣、进食、站立、步行，没有人帮忙，就只能在床上或者轮椅上，日常生活需要他人全面帮助。

十八、帕金森病的综合治疗方案包括哪些？

1. 药物治疗 目前有 7 大类、多种剂型的 10 多种药物用于治疗帕金森病，如可以推迟疾病进展的药物（司来吉兰、雷沙吉兰）、可以明显改善帕金森病症状的药物（美多芭、息宁、泰舒达、森福罗）、可以延长左旋多巴疗效的药物（珂丹）等。

2. 手术治疗 因立竿见影的有效性和较高的安全性，脑起搏器置入术已成为首选方案；脑神经核团毁损术已被淘汰，不推荐。

3. 其他 康复训练、心理治疗及良好的护理也能在一定程度上改善症状；细胞移植和基因治疗尚处于试验阶段。

十九、为什么帕金森病应尽早治疗？

虽然帕金森病目前无法彻底治愈，但研究发现发病后 1～3 年内开始治疗的患者，自理能力、活动能力和生活质量等方面明显优于发病后 4～6 年才开始治疗的患者，因此，发病早期选择正确的治疗方案是关键。

二十、什么是中枢性脑起搏器？

中枢性脑起搏器，又称为脑深部电刺激置入术（deep brain stimulation，DBS），是通过立体定向技术及神经电生理记录技术准确标定脑内的相关核团，将一根非常柔软的电极放置于靶点，外接一个电刺激程控器和电源，通过体外遥控调整高频刺激参数，释放高频电刺激，抑制相应脑区因多巴胺能神经元减少而过度兴奋的神经元电冲动，抑制其过度兴奋状态，从而达到全面控制症状的目的。

二十一、中枢性脑起搏器由哪些部分组成？

1. 体内置入部分 包括一个脉冲发生器（可分为单侧和双侧），一根电极和一根延伸导线，置入体内的部件不会影响患者日常生活。

2. 患者操作部分 患者控制器，患者可将控制器贴在埋置神经刺激器的皮肤表面，按控制器按钮，遥控神经刺激器。

3. 医师操作部分 体外临时刺激器和医用程控仪，医师可以用无创的方式检查患者神经刺激器的工作状态，并根据病情和反应调整设置合适的刺激参数，还可以监测电池的使用情况。

二十二、中枢性脑起搏器有什么优点？

1. 中枢性脑起搏器是可逆的和可调节的 手术不毁损神经核团，只是使其暂时处于电麻痹状态，改善神经功能，神经核团麻痹的程度、范围可通过设定脑深部电极的电流、电压、频率及电极位置等多个因素来调节。术后可随病情变化而不断调节，可以长期控制不断发展变化的运动障碍症状。

2. 中枢性脑起搏器是可体验的 手术置入电极后，可通过临时刺激的方法，让患者切身适应、体验和观察，再决定最终和最佳的电极置入位点。

3. 中枢性脑起搏器是可发展的 手术保留正常脑组织的神经功能，为以后可能出现的新方法创造条件，也就保留了患者获得新生的权利和希望。

4. 中枢性脑起搏器可单侧应用，也可双侧应用的 单侧中枢性脑起搏器只能控制单侧身体症状，双侧中枢性脑起搏器可控制全身症状。

二十三、帕金森病患者建议何时接受中枢性脑起搏器手术治疗？

原发性帕金森病患者，以震颤为主，经规范药物治疗症状改善不理想，疗效下降或出现运动波动、异动症等药物并发症，严重影响患者生活质量，病程 3 年以上即建议行脑起搏器手术治疗。

二十四、中枢性脑起搏器的临床应用主要是什么？

中枢性脑起搏器已成为治疗帕金森病、特发性震颤、肌张力障碍、癫痫、强迫症、抑郁症、抽动秽语综合征、阿尔茨海默病（老年痴呆）等疑难神经、心理、精神疾病的高度有效的治疗手段。

二十五、为什么中枢性脑起搏器置入术后需 2～4 周才能开启？

因为中枢性脑起搏器置入术后一段时间内，患者身体需要康复；另外，置入部分的脑组织有水肿而产生微损毁效应，即未接受电刺激已有症状缓解的迹象，为了避免干扰，待脑水肿消退后，观察真正的电刺激效果，医师通常会在手术后 2～4 周将患者置入式神经刺激器开启。

二十六、置入脑起搏器后患者需要注意什么？

置入脑起搏器后患者应注意：

1. 不要一味追求减少药物量，适当的药物和起搏器配合才能取得最佳疗效。

2. 要定期复诊，咨询医师用药方案和脑起搏器刺激参数是否需要改变。

3. 不能靠近有磁性的物品（如无线对讲机、无线收音机、磁疗、磁铁），避免神经刺激器关闭，应远离强磁立体音响、电焊接器、电缆线、发电厂等，以免造成刺激系统零件受损。

4. 行头部 MRI 检查前，要告诉医师患者装有脑起搏器，并对核磁共振仪有特殊要求，只能用 1.5T 以下场强的核磁共振仪检查，并且脑起搏器要在完全关闭状态，不能用 3T 以上高场强的核磁共振仪检查。

二十七、何谓三叉神经痛？

三叉神经痛又称 Fotergin 病，是指一种发生在面部三叉神经分布区内反复发作的阵发性剧烈神经痛，是神经系统疾病中常见疾病之一。疼痛发作时间间隔可为数周、数月或数年不等。由于该病的特殊表现及发作时出现的难以忍受的疼痛，常常使患者痛不欲生。三叉神经痛多发生于中老年人，女性多于男性。单侧发病居多，右侧多于左侧。以三叉神经Ⅱ支、Ⅲ支分布区域为多见。

二十八、三叉神经痛的主要病因是什么？

三叉神经痛分为原发性和继发性 2 种，继发性三叉神经痛包括脑部占位性病变和血管压迫，原发性三叉神经痛的病因及发病机制，西医至今尚无明确定论，而中医认为属于肝肾问题。

二十九、三叉神经痛的主要临床表现有哪些？

在头面部三叉神经分布区域内，发病骤发、骤停，呈闪电样、刀割样、烧灼样、顽固性、难以忍受的剧烈性疼痛。说话、洗脸、刷牙或微风拂面，甚至走路都会导致阵发性剧烈疼痛。疼痛历时数秒或数分钟，呈周期性发作，发作间歇期同正常人一样。

三十、治疗三叉神经痛的首选药物是什么？

治疗三叉神经痛的首选药物是卡马西平。

三十一、治疗三叉神经痛的手术方法有哪些？

治疗三叉神经痛的手术方法有三叉神经感觉根部分切除术或三叉神经微血管减压术。

三十二、什么是三叉神经微血管减压术？

三叉神经微血管减压术是采用显微血管外科处理方法，移开与三叉神经相关的血管，并采用减压材料如涤纶片、吸收性明胶海绵、聚四氯乙烯等隔开血管和神经，以达到术后颜面疼痛停止的目的。

三十三、三叉神经微血管减压术有什么优点？

三叉神经微血管减压术的优点是不切断神经，保留三叉神经完整性及其功能，无面部永久性麻木痛苦，并发症少。

三十四、三叉神经痛术后常见并发症有哪些？

1. 颅内出血 术后应严密观察患者生命体征、意识、瞳孔变化，如出现意识变差、瞳孔改变，应立即行 CT 检查，及时发现颅内血肿。

2. 颅内感染 主要表现为起病急，术后 3 天体温连续超过 38℃，少数为隐匿发作，初起时除全身感染外，头痛较为突出、伴呕吐，可出现精神症状或癫痫发作，脑膜刺激征阳性。根据受累部位不同，可发现神经系统局灶性体征。根据病史，临床表现不同。

3. 下颌支的运动神经损伤 可引起同侧嚼咬肌、颞肌、翼内肌、翼外肌瘫痪，影响咀嚼运动，进食食物不自觉从患侧口角旁掉下及流涎等现象，严重者可造成神经性肌肉萎缩，影响容貌。

4. 展、滑车、动眼神经损伤 主要表现为眼肌麻痹，瞳孔散大，引起头痛、头晕、恶心呕吐、眼球震颤、呼吸困难，甚至引起抽搐、昏迷、休克等症状，也可造成蛛网膜粘连。

三十五、什么是面肌痉挛?

面肌痉挛为高反应性功能障碍综合征的一种,为第Ⅶ对脑神经支配的一侧面部肌肉不随意阵发性抽搐。一般先由眼轮匝肌开始,逐步扩散影响面部表情和口轮匝肌,又称面肌抽搐或半侧颜面痉挛。

三十六、面肌痉挛的临床分级是什么?

按 Cohen 等制定的痉挛强度分级。

0 级:无痉挛;

1 级:外部刺激引起瞬目增多或面肌轻度颤动;

2 级:眼睑、面肌自发轻微颤动,无功能障碍;

3 级:痉挛明显,有轻微功能障碍;

4 级:严重痉挛和功能障碍,如患者不能持续睁眼而无法看书,独自行走困难。神经系统检查除面部肌肉阵发性抽搐外,无其他阳性体征。

三十七、面肌痉挛的治疗方法有哪些?

1. 药物治疗 各种抗癫痫,镇静、安定等药物,如苯妥英钠、卡马西平、苯巴比妥、地西泮等,对少数患者可减轻症状,同时配合维生素 B_1、B_2 肌肉注射效果更好。

2. 手术治疗 微血管减压术是治疗面肌痉挛的主要和首选方法,属于面神经非毁损性手术,最大的优势是既能解除面肌痉挛,又不会造成面神经功能障碍。该手术是目前治疗原发性面肌痉挛效果可靠、疗效持久的方法。

3. 其他手术 包括面神经主干或部分神经束切断,药物封闭、面神经干射频治疗、面神经-舌下神经吻合等。

4. 肉毒素注射 在一定程度上可控制面肌痉挛,一般打一针最长能控制 1 年,长时间注射会产生抗药性,而且因 A 型肉毒毒素可麻痹面部神经造成人为面瘫,所以当时打完面肌痉挛会控制。但长时间注射的患者或多或少都会有面瘫的症状。

三十八、面肌痉挛的术后并发症有哪些?

1. 伤口感染 术后 3 天体温连续超过 38.5℃,头痛,颈项强直,伤口红肿热痛,血象示感染征象:WBC 升高。

2. 脑脊液漏 手术侧脑脊液鼻漏或伤口敷料有脑脊液漏。

3. 听力下降或丧失 患者手术侧或听力减退或丧失。

4. 周围性面瘫 术侧面部麻木、眼睑不能闭合、鼻唇沟变浅、嘴角向健侧歪斜。

第十四章　颅脑与脊髓先天性疾病

一、什么是先天性脑积水？

先天性脑积水或称婴儿脑积水，指婴幼儿时期由于脑脊液循环受阻、吸收障碍或分泌过多使脑脊液大量积聚于脑室系统或蛛网膜下腔，导致脑室或蛛网膜下腔扩大，形成头颅扩大、颅内压增高和脑功能障碍。

二、先天性脑积水的主要病因有哪些？

主要病因为先天性畸形如中脑导水管狭窄及闭塞、小脑扁桃体下疝及第四脑室中孔或侧孔闭锁。

三、先天性脑积水的最佳治疗手段是什么？

一般轻度脑积水应先试用非手术治疗，以脱水疗法和全身支持疗法为主。如脑室内压力较高（超过250mmHg）或经非手术治疗失败的病例均采用手术治疗。手术方式多采用脑脊液分流术，如脑室-心房分流术、脑室-矢状窦分流术、脑室-腹腔分流术等。脑室-腹腔分流术术式安全，并发症少，使用较多。

四、什么是颅底凹陷症？

颅底凹陷是指先天性骨质发育不良所致枕骨大孔周围的颅底骨向上方凹陷进颅腔，并使之下方的寰枢椎，特别是齿状突升高甚至进入颅底。

五、什么是颅裂？

颅裂系先天性颅骨发育异常，表现为颅缝闭合不全而遗留一个缺口。

六、颅裂手术的目的是什么？

颅裂手术的目的是切除膨出囊，还纳膨出的脑组织等内容物。

七、什么是狭颅畸形？

由于颅缝过早闭合，以致颅腔狭小不能适应脑的正常发育。

八、目前狭颅畸形唯一有效的治疗方法是什么？

狭颅畸形主要靠外科治疗，手术方式包括颅缝再造术和颅骨切开术。

九、什么是脊柱裂？

是指发生在脊柱纵轴上的先天畸形，由于胚胎发育时神经管闭合不全而造成。可分囊性（显性脊柱裂）和隐形脊柱裂。

十、脊膜膨出、脊髓脊膜膨出和脊髓膨出有何区别？

脊膜膨出、脊髓脊膜膨出和脊髓膨出属于一类神经轴先天性畸形，主要是在胚胎期的神经管闭合时，中胚叶发育发生障碍所致。最常见的形式是棘突及椎板缺如，由于椎管闭合不全，开成脊柱裂，椎管向背侧开放。腰骶部是各种脊柱裂的好发部位。常将有椎管内容物膨出的称为显性脊柱裂，如脊膜膨出、脊髓脊膜膨出和脊髓膨出都属于此类，反之则为隐性脊柱裂。脊柱裂有的同时伴脊柱异常弯曲与足部畸形。

1. 脊膜膨出　病情最轻的类型，脊髓和神经根的位置与形态都是正常的，但是脊膜从脊柱裂开缺损处呈囊状向外膨出，内含脑脊液。

2. 脊髓脊膜膨出　病情比较重，脊髓本身也有畸形，脊髓与（或）神经根从脊柱裂开缺损处向背后膨出，并且囊状膨出和（或）它周围的结构发生粘连，而且包含有脊膜膨出的症状。

3. 脊髓膨出 病情最严重，也较少见，又称开放性脊柱裂。患处表面因血管丰富而成紫红色，看似肉芽组织，常有脑脊液流出。

十一、脊髓脊膜膨出术后有哪些并发症？

1. 颅高压注意有无呕吐、头痛等颅内压增高的表现。因为此类疾病的患者常合并有脑脊液分泌、循环异常，因此一定要警惕因为膨出囊肿切除，失去了脑脊液缓冲的空间而发生急、慢性脑积水征象，并遵医嘱预防性使用脱水降颅压药。

2. 体温升高常是因为手术后蛛网膜下腔内血液刺激所致。发热时要积极予以降温，及时更换汗湿的衣裤，防止受凉感冒，遵医嘱适当使用地塞米松等药物，缓解症状。一般几天后，体温会慢慢恢复正常，若持续发热则应考虑是否存在继发性感染。

3. 瘫痪患者观察手术部位以下的肢体活动情况和大小便情况与术前对比有无改变，有的患儿术前大小便失禁、感觉障碍，术后可有明显恢复或者逐渐恢复；而有的患儿则因为术中剥离困难或手术损伤，术后出现暂时性或者永久性活动功能减弱甚至消失，出现软瘫和大小便失禁；有的甚至术后再次出现粘连，而发生继发性脊髓栓系综合征。

4. 营养性溃疡手术之后，因为支配某区域皮肤组织的神经传导可能有暂时性中断，感觉迟钝或者完全丧失，失去自我保护功能，极易受到外伤，一旦破溃又极难愈合。在日常生活中更要注意皮肤的护理，床单位、衣物保持整洁，勤翻身、拍背，注意不要冻伤或烫伤皮肤，发现问题及时处理。

5. 脑脊液漏是硬脊膜缝合不严密，颅内压力增高所致。加强对患儿的观察，如发现皮下积液，可穿刺抽出积液再行加压包扎。在此期间要特别注意保持床单位整洁，防止床单污物及大小便污染伤口，尽量避免患儿哭闹。告知患儿家属避免一切颅内压增高的因素，以免加重脑脊液漏。

6. 伤口感染伤口位于腰骶部，容易被污染，腰骶部的皮肤血运没有头部皮肤血运丰富，伤口不易愈合，怀疑感染时，应报告医师处理，保持局部敷料干燥，遵医嘱用抗生素治疗促进伤口愈合。

7. 尿潴留由于手术中可能损伤骶尾部神经，致使膀胱括约肌功能受损，出现尿潴留。因此，决定拔除尿管前，应反复夹闭导尿管，以训练膀胱的舒缩功能；拔除尿管之后，严密观察患儿有无排尿困难，如果有尿潴留，可给予听流水声诱导其排尿，用热毛巾湿敷膀胱区或按摩下腹部，特别严重者还可予以针灸治疗帮助排尿，仍不能排尿者重新插导尿管予以过渡训练。

十二、脊膜膨出与脊髓栓系综合征有何关系与区别？

脊髓栓系综合征的内涵是：椎管脊膜病变；脊髓先天性发育异常；在躯干发育增长过程中出现。由于脊髓栓系综合征的特点是存在脊髓病变，故治疗结果常不理想；脊膜膨出则仅指局部肿物而无大小便失禁及下肢病变，经精细操作手术直视修补病变，效果较好，但如果切口与脊髓或神经根粘连，则必定出现下肢及大小便改变而成为脊髓栓系综合征。

十三、什么是脊髓栓系综合征？

脊髓栓系综合征是指脊髓末端部（圆锥部）因局部病变或终丝粗短等情况，使附着在脊柱管末端的硬脊膜管盲端受到牵拉，在发育过程中停留在本应正常位置的下方不能上升，受到力学的伸张、扭曲、缺血等不良影响的病理状态。

十四、引起脊髓栓系综合征的原因有哪些？

引起脊髓栓系综合征的原因有脊髓脊膜膨出、脊髓术后粘连、皮毛窦、骶髓脂肪瘤、隐性或显性脊柱裂、脊髓纵裂等。

十五、脊髓栓系综合征的临床表现有哪些？

脊髓栓系综合征可分为成人型与儿童型，临床以儿童型多见，儿童型多出现腰骶部皮肤色素沉着，毛发增生，皮肤隆起或凹陷，皮肤漏，或背部正中膨隆，正中肿物，其表面皮肤菲薄，可见皮肤溃烂、脊髓外露或脑脊液外漏等；不明原因的尿频、尿急、遗尿、大便干结、次数多或失禁等障碍，或可能出现尿道下裂、膀胱阴道漏等畸形；肢体活动障碍，可表现为肌力下降，可能出现马蹄内翻足等畸形。

十六、什么是 Chiari 畸形?

小脑扁桃体异位，疝入颈椎，称为 Chiari 畸形。其病情的轻重与下疝的程度和合并不同脑结构畸形等情况有关。目前基本上依靠头颅+脊柱 MRI 矢状位扫描来诊断此病，将枕大孔前缘中点与后缘中点连成直线，小脑扁桃体下疝超过此线 5mm，即可诊断。此外，诊断时除考虑小脑扁桃体下疝的程度，也要考虑小脑扁桃体下端的形状，失去下端圆弧形而变成楔形才有诊断意义。Chiari 畸形是以小脑扁桃体下疝畸形为特征的先天性疾患，常合并脊髓空洞症、寰枕畸形。

十七、Chiari 畸形分为哪几型?

Chiari 畸形分 4 型。

1. Ⅰ型 最常见，成人多见，常于 20～30 岁以后发病，较轻，特征性表现：

（1）原发性小脑扁桃体呈长舌状经枕大孔下降至上颈段椎管；

（2）不合并脑部畸形，常合并枕颈区骨结构畸形；

（3）无脑脊膜膨出；

（4）有 1 个或 2 个扁桃体低于枕大孔下≥5mm，或者扁桃体低于枕大孔下 3～5mm，伴有脊髓空洞、颈延髓交界处扭曲成角、延髓、第四脑室正常或轻度下移等。临床表现可分为：①枕大孔受压征；②脊髓内病变征；③小脑征。

2. Ⅱ型 多见于儿童，小脑扁桃体下降至颈 2～3 或更低平面，第四脑室尾端低于枕大孔，存在脑干和小脑畸形、脑积水和脊髓膜膨出等神经结构异常。

3. Ⅲ型 小脑下疝大部通过颈椎宽大脊椎裂而膨出，患者在出生后很少存活。

4. Ⅳ型 小脑发育不全。

十八、Chiari 畸形的常见临床表现有哪些?

主要是脑干、小脑和脊髓受压，脊髓空洞产生的脊髓损害以及脑脊液循环异常产生的表现。

1. 脑脊液循环异常产生的表现 81%患者有枕部头痛，呈沉重压榨感，向头顶和眼后放散，或向颈肩部放散，或呈"砰砰"状跳痛，其特点是在身体用力时，Valsalva 动作（令患者行强力闭呼动作，即深吸气后紧闭声门，再用力做呼气动作，呼气时对抗紧闭的会厌，通过增加胸膜腔内压来影响血液循环和自主神经功能状态进而达到诊疗目的的一种生理试验）和突然改变姿势时加重；78%患者有眼部症状，如眶后疼痛、眼前漂浮物、畏光、视物模糊、复视和视野缺失；74%患者有耳部症状，如眩晕、平衡失调、耳鸣、耳内压迫感、听力下降和听觉过敏。

2. 压迫症状 枕颈区神经组织受压，脊髓空洞使脊髓受到牵张、缺血和压迫或心动周期脑脊液压力波刺激脊髓均可产生临床表现；脑干和低位脑神经受压时产生吞咽困难、声嘶、睡眠呼吸暂停、心悸、构音困难、共济失调、眼球震颤等；脊髓损害表现为四肢无力、痉挛、偏身感觉过敏或障碍、颈胸段的痛温觉分离、位置觉障碍、二便失禁，手部肌肉多有萎缩和畸形。

十九、什么是脊柱空洞症?

脊柱空洞症就是脊髓中心积水而膨胀，引起临床上神经症状，如感觉丧失、大小便失禁、脊柱侧弯、头痛、脖子痛等，这些症状会逐渐加重。

二十、脊柱空洞症的临床表现有哪些?

1. 感觉障碍 因空洞最常起自一侧颈膨大后角基底部，故早期突出症状为节段性分离性感觉障碍，即痛、温觉丧失而触觉及深感觉存在。

2. 运动障碍 脊髓空洞症多出现上肢的下运动神经元性萎缩和无力。病变常累及上肢末端，以爪形手最多，极少影响前臂及上臂，相应节段的肌肉萎缩及肌束颤动；如空洞在颈膨大区，则双手小肌肉萎缩最突出，上肢腱反射减低甚至消失；锥体束受侵则损害平面以下的上运动神经元，同侧肢体痉挛性瘫痪。随病变扩大，由于脊髓侧索内胶质细胞增生或皮质脊髓束受压，可有括约肌功能障碍。T1 节段受累常导致同侧 Horner 综合征。有时脊髓空洞中合并出血，则症状可迅速加重。

3. 延髓症状 延髓空洞症多伴有脊髓空洞症，为脊髓空洞症的延续。症状多不对称，累及一侧延髓，可有构音障碍、吞咽困难等单侧型体征；累及三叉神经脊髓束和脊束核则可以有交叉性感觉障碍，并有累及小脑通路的纤维。

第十五章　神经外科重症监护

一、神经外科重症监护的对象人群包括哪些?

神经外科重症监护病房（neurosurgery intensive care unit，NSICU）负责收治有危及生命可能的重症神经外科患者。几乎所有的神经外科危重患者都应作为 NSICU 的选择对象。

1. 等待手术治疗的危重患者，如患有颅内动脉瘤者，随时都可能发生破裂的可能性；有颅内压增高者，随时有可能发生脑疝的危险。

2. 严重的脑挫伤或颅内血肿者，病情危重需严密观察。

3. 颅脑手术后或术后出现严重并发症者等。

神经外科危重患者多，并发症多、病情变化快。所以，对神经外科危重患者实施集中监护显得尤为必要。在 NSICU 中，同样把循环、呼吸、体温作为重要监测指标，但神经外科患者有其特殊性，多数患者会出现意识、瞳孔、运动、感觉、反射及颅内压等方面的改变。所以，神经功能和颅内压的监护是 NSICU 的主要监护内容，同时，并发症的观察与护理亦很重要。

二、神经外科重症监护的床旁检查有哪些?

要对收入神经外科重症单元的患者进行系统全身查体，对患者的循环系统、呼吸系统、血液系统、骨骼系统、内分泌等进行初步评估，掌握患者整体状况。同时利用针对心电图、无创血压、有创连续动脉压、中心静脉压、肝肾功能、血尿渗透压、凝血功能、体温以及外周氧饱和度等的监测结果，及时调整系统性治疗目标及方案，使实施的治疗措施能够有效维持重症患者的基本生命体征。

神经系统查体及评分患者纳入神经外科重症单元管理后，要对神经系统的一般反应、瞳孔状况、颅神经反应、运动感觉、生理反射以及病理反射等进行系统查体，评估 GCS 评分，掌握患者的基本状况 。

三、意识障碍的程度分级有哪些?

意识是指人对周围环境及对自身状态的识别和觉察能力。意识清醒状态的维持，需要正常大脑皮质及脑干网状结构不断地将各种身体内外感觉冲动经丘脑广泛投射到大脑皮质，即上行性网状激活系统。若弥漫性大脑皮质或脑干网状结构发生损害或功能抑制时，都可引起意识障碍。

意识障碍的程度有 4 个分级。

1. 嗜睡　是意识障碍的早期表现，主要是意识清晰度水平的降低，动作减少。患者持续处于睡眠状态，能基本正确地交谈，尚能配合检查，刺激停止后又入睡。

2. 蒙眬　意识清晰度水平明显降低，较重的痛觉或语言刺激方可唤醒，不能正确回答问题，所答非所问，定向障碍，当外界刺激停止后立即进入熟睡。

3. 浅昏迷　意识丧失，对强烈刺激，如压迫眶上缘，可有痛苦表情及躲避反应。无言语应对，可有较少无意识的自发动作。角膜反射、瞳孔反射、咳嗽反射及吞咽反射存在，生命体征无明显改变。

4. 深昏迷　自发动作完全消失，对外界刺激均无反应。角膜反射、瞳孔反射及腱反射等均消失。Babinski 反射持续阳性或跖反射消失，生命体征也常有改变。

四、评价意识水平的工具有哪些?

在国际上均采用 GCS 评分和简易精神状态（mini-mental state examination，MMSE）。GCS 评分能准确地对患者意识状态进行判断。它是根据患者的睁眼、语言及运动对刺激的不同反应给予计分，总分为 15 分，14～12 分为轻度意识障碍，11～9 分为中度意识障碍，8 分以下为昏迷；分数越低则意识障碍越重，预后较差，3 分以下罕有生存（表 15-1，表 15-2，表 15-3）。

表 15-1 14 岁以上 GCS 评分

分值	运动反应	言语反应	睁眼反应
6	遵嘱运动		
5	疼痛定位	回答切题	
4	疼痛躲避	答非所问	自动睁眼
3	去皮质状态（屈曲）	语词错乱	呼唤睁眼
2	去大脑状态（僵直）	唯有发音	刺痛睁眼
1	无反应	不发音	不睁眼

对儿童患者评估通常更为困难。改良 GCS 评分为 4 岁以下患儿提供了可重复的意识检查标准。

表 15-2 4 岁以下 GCS 评分

分值	运动反应	言语反应	睁眼反应
6	遵嘱运动		
5	疼痛定位	定向力好，微笑，追踪物品	
4	疼痛躲避	哭闹，但可抚慰	自动睁眼
3	去皮质状态（屈曲）	不适呻吟	呼唤睁眼
2	去大脑状态（僵直）	无意义发声，不能安抚	刺痛睁眼
1	无反应	无言语反应	不睁眼

将每一列最好反应的分值加总。总分范围：3 分（最差），15 分（正常）。

表 15-3 MMSE 的主要内容

主要内容
定向时间和地点
语言即刻记忆
注意力和计算能力：确认方向，进行简单计算
检查短程记忆
语言水平测试：物体命名，重复短语，三步指令（拿纸-对折-放地板上），阅读指令并完成，书写句子
绘制图形

MMSE 是医师在 10 分钟内给予患者的一系列问题和任务，可评估其认知功能。

五、意识障碍的主要诊断方法包括哪些？

临床医师通常根据发病特点和临床表现来推断可能的原因。如患者突发意识障碍并伴肢体强直、阵挛性发作，应考虑癫痫；如患者入院时已有硬膜外血肿，GCS 评分由 15 分降至 12 分，此时应行 CT 检查以明确血肿大小，明确是否需手术治疗；若开颅术后患者意识障碍加深并伴发热，则要考虑是否合并颅内感染，需行增强 CT 以及脑脊液检查。大部分情况下，头颅 CT 平扫是意识障碍患者的首选检查，其能够明确是否需行急诊开颅。一旦占位性因素被排除，可进一步做其他检查以明确可能存在的原因。表 15-4 列举了针对各种常见原因的主要诊断方法。

表 15-4　意识障碍的主要诊断方法

分类	主要诊断方法
创伤	CT 平扫、颅内压监测和脑代谢监测
癫痫	脑电图、持续脑电图和 MRI
脑血管疾病	CT 平扫、颈动脉超声、MRI 和脑血管造影
感染性疾病	平扫或增强 CT/MRI、腰椎穿刺、血常规和 HIV 检查
中毒和药物	CT 排除占位性疾病、药物监测、读物监测和酒精测试
代谢性疾病	CT 排除占位性疾病、肝功能、脑电图、维生素 B_{12} 和甲状腺功能
心肺疾病	CT 排除占位性疾病、心电图、心肌酶、动脉血气和螺旋 CT
心理疾病	CT 排除占位性疾病和心理咨询

六、意识障碍的常见处理措施有哪些？

意识障碍的常见处理措施见表 15-5。

表 15-5　意识障碍常见处理措施

分类	主要处理措施
创伤	开颅清除血肿或去骨瓣减压、颅内压监测、脑脊液外引流、渗透性利尿
癫痫	抗癫痫药物、持续状态时使用苯二氮䓬类、进一步迷走神经刺激术或其他癫痫手术
脑血管病	手术夹闭或者栓塞动脉瘤、血肿清除、支架置入、颈动脉内膜剥脱、开颅减压以控制大面积脑梗死
感染性疾病	静脉内应用抗生素、手术清除感染异物或脓肿、败血症的处理
中毒和药物	药物对症治疗、停止酒精摄入
代谢性疾病	乳果糖、控制血糖、纠正电解质
心肺疾病	抗凝、心脏病专科治疗
心理疾病	心理咨询，使用抗精神病药物、分析药物及其不良反应

七、如何评估脑损伤的预后？

脑损伤的预后与损伤部位、病程长短以及严重程度密切相关。近年来，随着医学发展，GCS 3 分的患者中，约 20%能存活，10%保留部分功能。年龄＞60 岁的患者预后最差。治疗过程中出现的并发症也可能严重影响预后，如合并低血压或缺氧时，致残率和致死率将明显增加，在颅脑损伤患者中，合并创伤性蛛网膜下腔出血和中线移位超过 0.5～1.5mm 者，往往预后不佳；受损的部位也与预后密切相关，功能区的损伤比非功能区损伤恢复慢且差。脑损伤对情绪判断力、记忆力和行为能力等均有一定的影响，还可能导致抑郁和头痛等；患者的恢复程度还与其伤前受教育程度有关，受教育程度越高，恢复至正常的可能性相对越大。此外，意识障碍的长短可以在一定程度上预测残疾程度（表 15-6）。

表 15-6　意识水平和预后的关系（n=486）

意识障碍时间（d）	良好	中度残疾	严重残疾
＜7	12	2	0
7～14	25	8	0
15～28	28	18	3
＞28	35	72	97

八、昏迷患者的最初处理包括哪些?

昏迷患者最初处理步骤, 见表 15-7。

表 15-7 昏迷患者最初处理步骤

目的	处理方法
保证通气和氧摄入	机械通气, 自主呼吸时面罩给氧
保护颈椎	颈托固定颈椎
维持收缩压在 100mmHg 以上	输液, 必要时应用升压药
抽血检查后, 处理可能的代谢性因素	维生素 B_1 100mg 静脉注射; 葡萄糖 25g 静脉注射
高度怀疑颅高压时, 控制颅内压	甘露醇 0.25~1g/kg
控制癫痫	苯二氮草类静脉注射, 如氯羟安定 2mg
恢复酸碱平衡	慎用液体 (生理盐水首选)
怀疑毒麻药过量	纳洛酮 0.2mg 静脉注射 (可重复); 毒扁豆碱 1mg 静脉注射; 氟马泽尼 0.2mg 静脉注射
排除占位性病变	头颅 CT 检查
维持正常体温	温盐水或者保温毯
处理可能的脑膜炎或者全身感染尽快予以特异性治疗	应用广谱抗生素

九、昏迷的常见原因有哪些?

昏迷的原因可以分为 2 大类: 结构性和代谢性。结构性原因是指创伤、病变压迫或者颅内压增高等, 造成神经系统物理性受损 (如脑内血肿、脑肿瘤、脑积水、脑脓肿、创伤); 而代谢性原因则是因为化学不平衡而导致神经系统功能下降 (如低血糖、肾功能不全、肝脏疾病、肾脏疾病、肺功能疾病、透析失败、高热/低热、高渗/低渗性昏迷、糖尿病酮症酸中毒、脑病、药物、中毒)。一个经常容易被忽视的导致昏迷的原因就是癫痫持续状态, 当结构性或者化学性因素被排除时, 要注意此原因。

十、中心脑疝的分期是什么?

中心脑疝的分期见表 15-8。

表 15-8 中心脑疝分期

项目	间脑期	中脑-脑桥期	脑桥-延髓期	延髓期
意识状态	躁动或昏迷	昏迷	昏迷	昏迷
呼吸功能	叹气样或哈欠样呼吸	潮式呼吸或呼吸急促	浅快呼吸	缓慢, 节奏和深度不规律, 呼吸暂停
全身反应	尿崩	下丘脑综合征 (尿崩和高热)	脉搏减慢、血压下降	脉搏波动、血压下降
瞳孔大小及对光反射	小 (1~3), 有反应	中度扩大 (3~4), 无反应	小至中度扩大, 无反应	散大和固定
眼球运动	眼球运动和前庭反射减弱, 无热反应和垂直眼运动	前庭眼反射受损, 无调节反应	无前庭眼反射, 无头眼反应	前庭眼反射消失, 无头眼反应
运动	偏瘫加重, 去皮质姿势	去脑强直姿势	屈曲无力	肌张力低, 深反射消失

十一、为何对昏迷患者进行眼部检查?

眼部检查往往能提供昏迷患者的重要信息, 特别是对有害刺激没有眼球运动时, 更能说明损害情况。有关瞳孔反应与昏迷的关系大致如下。

1. 对不明原因的昏迷患者，若瞳孔反应正常，多提示代谢性因素。

2. 瞳孔的大小能提示代谢性因素的进程，如麻醉药过量和抗胆碱能药中毒等。

3. 在没有影像学检查时，瞳孔反应是区别代谢性还是结构性因素最有用的信息（表 15-9）。

表 15-9　眼与眼周围检查及其临床意义

结构	结果	意义
眼睑	闭合不全	面神经麻痹
	角膜反射异常	三叉神经、面神经或其反射中枢受损
眼球运动	乒乓样凝视	双侧脑功能障碍
	水平凝视分离	同侧额眼区受损，癫痫，单侧脑桥病变可导致同侧凝视麻痹
	垂直凝视障碍	间脑后部和中脑受损
	失调节性眼球运动	中脑-脑桥损伤
	反向眼球运动	代谢性脑病，常见缺氧

十二、如何对昏迷患者进行护理？

1. 基础护理

（1）口腔护理：分泌物残留可发生口腔炎、口腔溃疡。一般 1～2 次/日，根据患者不同情况备开口器、漱口液（常用漱口液有生理盐水、0.02%呋喃西林液、1%～3%过氧化氢溶液、1%～4%碳酸氢钠溶液）。

（2）皮肤护理：重点是预防压疮，与长期卧床有关。一般 2 小时/次翻身，翻身时不可拖拉以免擦伤皮肤，对于易发生压疮的部位更应注意保护，避免长时间受压，保持床单位的整洁、干燥，潮湿后随时更换，定期给予擦浴。保持四肢功能位置，防止足下垂及肌肉萎缩，定时做被动活动和肌肉按摩。

（3）各种引流管的护理：昏迷患者需长期留置尿管防止尿失禁，故 2 次/天消毒尿道口，防止尿道感染。引流管根据不同部位观察引流液的颜色、质、量并记录。确保引流管的妥善固定、密闭、通畅。发现异常及时汇报并处理。

（4）眼部护理：预防角膜溃疡，每日早晚用无菌盐水冲洗后涂眼药膏，并覆以凡士林油纱，用眼药水交替滴眼。

（5）保持大便通畅：3 天无大便者，应使用缓泻药。

2. 生命体征的监测　一般来说生命体征可直接反映患者全身状况，严密观察生命体征变化，发现异常，及时汇报并处理。

（1）体温监测：①体温过高，一般为术后吸收热、感染，神经外科患者一般为中枢性发热或脑干损伤。应及时物理降温并汇报医师。②体温过低，一般为休克患者或脑干损伤。应给予保暖并汇报医师。

（2）心率、心律监测：是反映心脏功能状态的重要指标。①中枢性病变所致的心率变化。当心率过快时可用胺碘酮等，当心率过慢时可用阿托品、消旋山莨菪碱等。②心血管病变所致的心律变化。在处理上主要以纠正引起心律变化的原因为主，如低血容量性休克，应考虑补液、输血，而对心排量低的患者则以强心利尿，补液时用胶体为主。

（3）呼吸监测：①呼吸过快，一般提示脑缺氧及颅内压增高。②呼吸过慢，在机体代偿状态下，呼吸过慢产生 CO_2 蓄积，在失代偿状态下可产生呼吸性酸中毒。

（4）血压的监测：可作为有效循环状态的重要指标。①血压过高，根据情况可酌情给予降压药，如硝酸甘油、硝普钠等。②血压过低，有效循环血量不足引起的首先扩充血容量，再使用升压药。其他原因引起的应及时治疗原发病并使用升压药，维持血压的正常范围。

（5）瞳孔的观察：正常瞳孔双侧等大等圆，位居中，边缘整齐，在自然光下直径为 2～5mm。①瞳孔直径<2mm 为瞳孔缩小，<1mm 为针尖样瞳孔。双侧瞳孔缩小常见于有机磷农药中毒、氯丙嗪、吗啡中毒。单侧瞳孔缩小提示脑疝早期。②瞳孔>5mm 为瞳孔散大，双侧瞳孔散大见于颅内压增高、颅脑损伤等，单侧瞳孔增大提示同侧颅内病变所致脑疝发生。

3. 呼吸道的护理　由于昏迷患者的咳嗽及吞咽反射减弱或消失，口腔及呼吸道分泌物、呕吐物坠积于肺部，可引起坠积性肺炎，故保持呼吸道通畅，维持良好的气体交换极为重要。及时清除口腔及呼吸道分泌物、呕吐物、凝血块等，一般 2 小时/次吸痰，必要时酌情增减，吸痰管应区分口、鼻腔或气管插管、气管切开处。应采取侧卧，以利于呼吸道分泌物排出，防止呕吐物误吸而引起吸入性肺炎，一般 2 小时/次翻身，翻身时叩背使痰松动，有利于痰液排出。舌后坠影响呼吸者，可采取侧卧并托起下颌，必要时放置口咽通气管；周围性气道梗阻者，可放置口咽通气管或气管切开；中枢性呼吸障碍者，应行气管插管辅助呼吸。

4. 饮食护理　由于患者意识不清，不能主动进食，尤其是当机体处于应激状态下对能量的需要有所增加，故营养管理对于其生存至关重要。急性期主要依靠静脉输液，每日入量一般为 2500ml。除消化道出血者可经鼻饲供给营养物质，但应注意适量缓给，使患者逐渐适应。也可经胃肠道灌注要素饮食。发生应激性溃疡或消化道出血者，长期不能经胃肠道摄入营养时，则需实施胃肠外营养。

5. 抢救用品　准备好抢救器械及药品。

十三、如何评估昏迷患者的预后？

1. 约 20% 的昏迷患者（GCS 3 分）能存活，约 10% 为有功能生存。

2. 年龄>60 岁者预后差。

3. 低血压和缺氧增加致死率和致伤率。

4. 创伤性蛛网膜下腔出血是预后不良的独立预测因素。它发生于 26%～53% 的颅脑损伤患者，致死率加倍。

5. 年龄>45 岁、CT 显示中线移位超过 0.5～1.5mm 者，预后不佳。

十四、如何确定重型颅脑损伤患者的治疗原则？

由美国脑创伤基金会发起，通过医学文献（Medline）检索，对重型颅脑外伤（GCS 3～8 分）的处理从 14 个方面提出了处理原则（表 15-10）。处理准则分为 3 类。

1. 标准　已经由前瞻性随机分组研究加以证实，包括第 8、第 11 和第 14 条。由于长期过度换气会引起脑血管极度收缩，导致脑缺血，故应予避免；但若颅内压持续增高，在监护脑血氧的情况下可短期应用。糖皮质激素的应用经双盲对比研究证明无效，不主张使用；抗癫痫药物，对防止脑外伤后的早期癫痫性发作有效，但并不能减少晚发的癫痫，因而不建议长期预防性使用。

2. 准则　高质量的前瞻性和回顾性资料总结，但还需要更严格的对比研究加以验证。

3. 参考　临床资料的总结，还待进一步研究加以证实。

表 15-10　重型颅脑损伤患者的治疗原则

项目	准则	参考
创伤中心	所有地区应有有组织的创伤救护系统	治疗颅脑外伤的创伤中心应有脑外科、创伤外科医师，有 CT 设备。农村医院应具有急诊开颅清除颅内血肿的能力
头外伤病人的初步复苏	无	快速生理复苏，镇静、迅速安全地转送患者，为防止病情恶化，可给予 1 个剂量的甘露醇脱水药
血压、供氧的复苏	应避免低血压（收缩压<90mmHg）和低血氧（动脉血氧分压 PO_2< 60mmHg）	维持平均动脉压在 90mmHg 以上，脑灌注压在 70mmHg 以上
颅内压监护指征	重型颅脑外伤患者（GCS 3～8 分）CT 正常者	中型颅脑外伤，但 CT 扫描有异常者

续表

项目	准则	参考
颅内压治疗阈	当颅内压在 20~35mmHg 以上应考虑处理	对颅内压的处理应结合临床监测和脑灌注压情况综合考虑
颅内压监护技术	无	脑室内或脑内探头
脑灌注压	无	脑灌注压应维持在 70mmHg 以上
过度换气	在前 24 小时内，由于脑血流量往往降低，故应避免应用预防性的过度换气（$PCO_2 < 35mmHg$）	短期应用过度换气以降低急性升高颅内压，或用于治疗顽固性颅内高压
甘露醇治疗颅内压升高	间断给药比连续给药更有效	在颅内压监护前，应用甘露醇可作为对脑疝的紧急处理，血容量必须补充足
巴比妥控制颅内压升高	巴比妥可用作治疗顽固性颅内压升高	无
糖皮质激素	无	无
对颅内高压的治疗规程	无	建议采用提供的系统条件
营养供给	在前 7 天，提供基础代谢 100%~140% 的能量，可肠道外或经肠道内供给	经空肠给更佳
预防性抗癫痫治疗	无	对高度癫痫性发作可能者可考虑预防性用药

注：PO_2=血氧分压，PCO_2=血二氧化碳分压

十五、引起术后迟发性脑出血的影响因素有哪些?

关于迟发性颅内血肿有多种发病机制学说。

1. 保护性机制　由于颅脑损伤，导致颅内压增高或者存在填塞效应，起到压迫止血撕裂血管的作用，没有形成血肿或者有少量血肿生成，通过手术清除血肿，迅速降低颅内压，使出血源的填塞效应得到消除，最终由破裂血管迅速出血引发迟发性血肿。

2. 血管舒缩障碍机制　脑外伤可引起其血管渗透性增加，进而血管壁坏死，并破裂出血，最终融合形成血肿。

3. 凝血障碍机制　局灶性凝血异常通常由全身性凝血障碍或者由脑损伤区所释放的组织凝血激酶引发，最终可形成迟发性血肿。

血肿清除及去骨瓣减压后，使脑内颅内压骤降，导致压迫止血效应消失，形成迟发性血肿。早期临床诊断和及时治疗对治疗颅内血肿清除手术后所引发的迟发性血肿具有重要意义。

十六、神经外科重症监护疼痛处理总的原则是什么?

忽略疼痛处理可以造成患者不必要的痛苦，导致患者及其家属的焦虑、恐惧、愤怒和抑郁等情绪，从而使患者康复延迟、日常活动能力下降、体重下降、发热、呼吸和心率加快、血压增高，甚至出现胸痛、心肌梗死和肺不张等。所以，必须对患者的疼痛进行处理。但是过度药物治疗会导致无法对患者进行必要的神经系统检查，而这些检查在神经系统疾病或创伤观察时尤为重要。对疼痛过度处理和镇静还可能导致患者在 NSICU 中的时间延长、肺炎和 DVT。

对于重型颅脑损伤或行气管插管的昏迷患者，细微的临床变化即可能提示颅内出现严重问题，如脑挫裂伤或其他小病灶变化导致中线移位和脑疝等，如果对患者进行过度镇静治疗就可能错过治疗机会。对重型颅脑损伤或神经缺失患者通常需要放置颅内压监护。颅内压可随患者搬动、吸痰和疼痛出现升降，失代偿时将呈指数性改变。由于神经系统查体中的变化常早于颅内压明显异常的出现，所以在处置神经系统疾病患者时，必须首先在镇静与疼痛之间、疼痛处置不足与处置过度之间进行恰当选择。

十七、什么是疼痛?

疼痛是组织损伤或潜在组织损伤所引起的不愉快感觉和情感体验。从生物学角度来看，引起疼

痛的外界刺激能量转化成神经脉冲,从刺激部位传递至中枢神经系统和脑,此过程在神经系统的多个水平进行调控最后被大脑的最高中枢所感知。

疼痛感受器是机体对可能造成组织损伤的刺激进行感知的特殊受体,主要位于皮肤、结缔组织、肌肉、肌腱、肌梭、关节囊、骨、内脏以及神经血管周围,而脑表面不存在疼痛感受器。组织损伤后,释放前列腺素、P物质、缓激肽、细胞因子、组胺和血清素,这是疼痛调节的第一个位点。疼痛冲动大多来自躯干和四肢,传到脊髓后角后通常激活 N-甲基-D-天冬氨酸受体,这是疼痛调节的第二个位点。神经信号的上传主要通过位于脊髓内的多个上行纤维束,如脊髓网状束、脊髓丘脑束、脊髓中脑束和脊髓下丘脑束等分别到达中脑网状结构,丘脑、中脑和下丘脑,这是疼痛的第三个调控位点。神经冲动进一步到达额叶皮质、岛叶皮质和边缘结构回大脑皮质感觉区,感知这种来自外周的刺激是有益或是有害,这是疼痛调节的第四个位点。

十八、如何进行疼痛评估?

在对疼痛处置前应对疼痛进行恰当的评估,这通常通过疼痛量表来完成。对于门诊和清醒合作的疼痛患者,需要详细了解相关病史和进行相关检查,包括既往史、手术史、服药情况、吸烟饮酒情况、家族史、心理社会史、症状评估以及体格检查等。这些将有助于鉴别疼痛是躯体性还是心理性,并考虑选择非麻醉类药物或非药物性治疗,如冰敷、抬高患肢、抗抑郁以及改变外界环境等。当对疼痛进行药物治疗时,必须了解有关服药史和手术史,避免出现治疗禁忌。

患者的疼痛特征决定了疼痛的治疗方法。了解以下特征很重要,包括疼痛的性质、部位、强度、继续时间、发作周期、加重和缓解的因素、现在和以往疼痛的治疗情况以及伴随的症状和体征。由于疼痛是机体对正在或潜在的组织损伤产生不适感觉和情感体验,因此,评估疼痛需要对疼痛相关区域进行检查并进行诊断性试验,这将有助于决定选择适当的治疗。

在疼痛病史中,要经常考虑疼痛的强度。但是如果医师仅仅考虑到疼痛强度时,可能会导致对疼痛的不必要治疗。当出现交流困难时如婴幼儿、衰老患者、意识蒙眬或不同语言、文化和社会背景的患者,疼痛评估量表可能是唯一有用的信息。目前最常用的疼痛评估量表是 10 分法、改良视觉模拟评分法(图 15-1)和 Wong-Baker 面部表情量表(图 15-2),有助于患者自己准确地对疼痛程度进行评估,且可用于镇痛疗效的判定,目前为不同专业的医务工作者广泛使用。当患者不能进行交流时,行为疼痛量表是十分有用的,目前最被广泛接受的是 FLACC(face legs activity cry consolability,FLACC)行为疼痛评分量表。患者行为被分为 5 大类,根据其程度每个症状又被分为 0、1 或 2 分,这些行为包括面部表情、下肢活动、全身运动、哭闹和是否能够被安抚(表 15-11)。

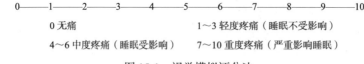

0 无痛　　　　　　　　　　1~3 轻度疼痛(睡眠不受影响)

4~6 中度疼痛(睡眠受影响)　　7~10 重度疼痛(严重影响睡眠)

图 15-1　视觉模拟评分法

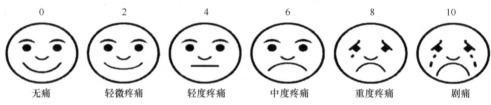

图 15-2　Wong-Baker 面部表情量表

表 15-11　FLACC 行为疼痛评分量表

项目	评分		
	0	1	2
面部表情	微笑或无特殊表情	偶尔愁眉苦脸、皱眉头、逃避	经常持续性皱眉头、咬紧牙关、下巴颤抖
下肢活动	放松或正常姿势	不适、躁动不安、紧张	踢腿或蜷缩
全身活动	正常体位、安静平躺、活动轻松	蠕动不安、前后摇晃、紧张不适	身体蜷缩、僵硬或抽搐
哭闹	清醒或睡眠时无哭闹	呻吟、抽泣、偶尔抱怨	持续哭闹和呻吟、经常抱怨
被安抚的程度	心安理得、放松	通过抚摸、谈话或拥抱能够缓解对疼痛的注意力容易被分散	难以被安抚

十九、常用镇痛药有哪些？

1. 常用非麻醉性镇痛药　包括阿司匹林和对乙酰氨基酚，罗痛定，路盖克等，其通过抑制环氧化酶（cyclooxygenase，COX）来阻止前列腺素的合成，从而达到止痛目的。人体中广泛存在 COX 受体，不同的 COX 受体亚型受到刺激后可以产生不同的生理效应：COX-1 受体主要存在于中枢神经系统、肾脏、血小板、胃肠道、皮肤和其他器官；COX-2 受体主要存在于脑和肾脏；COX-3 受体则主要存在于中枢神经系统。绝大多数非甾体消炎药物是非选择性 COX1～3 抑制药。COX 受体在中枢神经系统内的分布决定了对乙酰氨基酚所起的作用是降低体温和止痛，而不会导致血小板功能不全或其他严重不良反应。

罗通定具有镇痛、镇静、催眠及安定作用，镇痛作用较一般解热镇痛药强，服药后 10 分钟出现镇痛作用，并可维持 2～5 小时。对胃肠道系统引起的钝痛有良好止痛效果，对外伤等剧痛效果差。对于月经痛也有效，对于失眠，尤其是因疼痛引起的失眠更为适宜，醒后无后遗效应；

路盖克为复方制剂，其组成成分为 500mg 对乙酰氨基酚和 100mg 酒石酸双氢可待因，可广泛用于各种疼痛如创伤性疼痛，外科手术后疼痛等。

2. 麻醉类镇痛药　主要是哌替啶、吗啡、芬太尼。芬太尼适用于各种疼痛及外科、妇科等手术后和手术过程中的镇痛，也用于防止或减轻手术后出现的谵妄，还可与麻醉药合用，作为麻醉辅助用药，与氟哌利多配伍制成安定镇痛药，用于手术镇痛。

二十、有哪些止痛方法？

对于患神经系统疾病的患者，针对疼痛有多种止痛方法，除非患者有明确禁忌证，否则不应轻易放弃任何一种治疗方法。开始时可以使用冰块，冰块止痛的作用原理是刺激外周神经系统的 A 类纤维，使其传导强于 C 类纤维的传导，从而抑制疼痛传导。对于长期持久性疼痛如肌肉抽搐，可以使用冰块或温热疗法来治疗，也可以两者合用，这要取决于疼痛的性质。当疼痛位于肢体远端或躯干的某些节段时，可以使用麻醉类和止痛药物。对于逐渐加重的由大块肌肉受损导致的疼痛，可以通过局部持续性注射长效或短效利多卡因或其衍生物来达到疼痛效果。当疼痛不严重或为增强其他止痛治疗效果时，可以通过局部敷用利多卡因及其衍生物溶液。这种治疗方法主要用于慢性疼痛或神经病理性疼痛，并对急性疼痛性疾病也有治疗作用。5%的利多卡因贴片可以显著缓解疼痛，提高患者的生活质量，适用于创伤或手术部位的止痛。目前认为，利多卡因是通过阻滞伤害部位神经末梢钠离子通道来达到止痛作用的。利多卡因贴片不应直接贴覆于开放的组织或刚缝合的伤口。可将其置于伤口的两侧，持续贴敷 12 小时/天。

二十一、疼痛治疗中需要注意哪些问题？

在创伤的初始阶段即应随时想到止痛，而不应等到患者要求或已经出现明显疼痛症状时才给药。这是因为当疼痛严重时，需要的药物剂量常常很大。有时也有突发性疼痛，这种疼痛的强度常为中度到重度疼痛，突然出现，持续时间很短，一般不超过 3 分钟，一天内可出现 1～4 次。对于刚出现的疼痛和复发性疼痛，治疗药物应有所不同。控制病情加上持续静脉输注止痛药物，常能取得更好的止痛效果。

在仔细寻找导致疼痛减轻的原因或准备终止止痛药物时，NSICU 工作人员应详细记录药物疗效。当患者的疼痛评分连续 3 小时在 4 分以上时，主管医师应引起注意。如果疼痛是突发的，可以每 4～6 小时使用 650mg 或者更大剂量的对乙酰氨基酚。应根据患者情况决定使用或停止止痛药物。

二十二、神经外科重症监护患者的治疗目标是什么？

神经外科重症监护患者的治疗目标是：脑灌注压 >70～95 mmHg 或 >60～95 mmHg（如果涉及治疗引起的继发性损伤）；颅内压 5～15mmHg；血红蛋白 100g/L；血细胞比容 30%～35%；体温 35～37.2℃（95～99°F）；PaO_2>97%；PO_2 72 小时内 >115mmHg，72 小时后 >100mmHg；$PCO_2$35～40mmHg；血浆渗透压 <320mOsm/kgH_2O；血糖 4.44～6.11mmol/L（80～110mg/dl）；肺动脉舒张压 12～16 mmHg；肺毛细血管楔压 10～14mmHg；中心静脉 6～8mmHg。

二十三、如何维持神经外科重症监护患者的内环境稳定？

头颅是一个由脑、脑脊液和血液组成的刚性颅腔，这三种内容物中任何一种压力的改变都会导致另外两种内容物的变化作为代偿。脑的能量来源是葡萄糖，而脑灌注压则是通过脑血管的自动调节来维持的。脑通过上述机制来维持内环境的稳定。

神经系统损伤患者必然存在内环境变化。应了解 NSICU 患者的脑代谢、颅内压、脑灌注压和水电解质情况，并对上述异常及时予以纠正，从而维持其内环境的稳定。

二十四、什么是血-脑屏障？

脑毛细血管与身体其他器官的毛细血管不同，它组成血-脑屏障，脑毛细血管内皮细胞是构成血-脑屏障的重要结构。脑毛细血管内皮细胞之间紧密连接封闭，中间没有裂隙，它能阻止多种物质进入脑内，而身体其他器官的毛细血管内皮间非紧密连接，没有组成环状屏障，有很多裂隙，允许液体自由通过。

脑毛细血管内皮细胞的环状结构调节进入脑实质、神经元和胶质细胞的物质。血-脑屏障完整情况下，所有物质进入脑内必须通过毛细血管内皮细胞、其他调节分子和脉络丛上皮细胞。毛细血管内皮细胞通过生物化学、免疫和离子通道对进入脑内的物质进行调节。细胞间的紧密连接及高电阻抗阻止离子进入。内皮细胞缺乏胞饮小体，因此，阻止血浆中的蛋白进入脑实质。脑组织内皮细胞具有独特的酶、细胞通道和转运系统。脑毛细血管内皮细胞需要大量的酶来调节脑和血液循环之间的物质交换，这种依靠能量转运系统的特点使得其细胞内线粒体的数量是身体其他器官毛细血管内皮细胞的 3～5 倍。脑毛细血管壁有特殊的表面结构，与外膜细胞和星形细胞的足突共同组成不通透的血-脑屏障。

二十五、如何进行脑出血患者的血压处理？

过高的动脉血压是脑内破裂动脉出血不止、血肿继续增大的主要原因之一。因患者同时有高颅内压存在，为保证足够的脑灌注压，平均动脉压亦不宜过低。应将血压平稳控制在一个合理的水平，一般可选用有效降压药物将血压控制在发病前的基础血压水平。

治疗同时应避免一切引起血压增高的因素，如情绪激动、躁动、用力大小便、呼吸道不通畅等，但血压下降过快可能加重缺血，故脑出血的降压治疗需谨慎进行，2 小时内降压幅度不能超过 25%。

二十六、什么是颅内压？颅内压的正常值是多少？

颅内压是指颅腔内容物（脑组织、脑脊液、血液）对颅腔壁所产生的压力。通常以腰椎穿刺或脑室穿刺测量脑脊液静水压获得颅内压值。成人颅内压正常值为 0.7～2.0kPa（70～200mmH_2O），儿童为 0.5～1.0kPa（50～100 mmH_2O）。

二十七、脑血流与颅内压有何关系？

在正常人颅内体液模型上发现,脑灌注或脑血流具有非常精细的自我调节功能,保持相对稳定,很少有突然的压力改变。在 NSICU 常需要监测大量的参数,主要是针对心肺功能的, 尤其是心排出量。通过调节血管收缩、肌肉收缩和心率等可维持理想的脑灌注。虽然通常需要有创检查才能测得心排出量。但它可用以下公式简单计算:

$$心输出量=SV \times HR = \frac{VO_2}{AVDO_2 \times 10}$$

式中, SV 是每搏输出量（stroke volume）, HR 是心率; VO_2 是氧耗量, $AVDO_2$ 是动静脉氧含量差。脑血流可以通过神经影像学的方法测得, 包括氙 CT、PET 和功能磁共振, 这些检查均比较贵, 对大多数患者来说不适合连续监测。脑血流取决于脑灌注压, 脑灌注压是基于颅内压驱动脑内血液循环的原动力。正常成人脑灌注压>50mmHg,脑血流和脑灌注压的关系可通过 Poiseulle 公式来计算, 脑血流与脑灌注压和血管直径呈正相关, 与血黏度和血管长度呈负相关。Poiseulle 公式如下:

$$CBF = \frac{8(cpp)\gamma^4}{\pi(n)(l)}$$

式中, CBF 为脑血流, CPP 为脑灌注压, r 为血管直径; n 为管黏性, l 为血管长度。

$$CPP = MAP - ICP$$

式中, MAP 为平均动脉压, ICP 为颅内压。

$$MAP = DBP + \frac{(SBP - DBP)}{3}$$

式中, DBP 为舒张收缩压, SBP 为收缩压。

脑灌注压的理想值是 60～70mmHg, 已被证实与患者的预后相关。

二十八、颅内监测的护理措施有哪些？

1. 确保颅内压监测的准确性　影响颅内压数值的因素较多, 如患者躁动、尿潴留、翻身、吸痰等各种操作, 当颅内血肿、严重脑水肿、伤口疼痛、缺氧、尿潴留等, 可出现躁动不安, 应及时查找原因, 对症处理, 必要时使用镇静药, 让患者平静后测量。操作动作必须轻柔, 尽量减少刺激, 及时发现、排除外界因素的干扰, 确保颅内压监测的准确性。如出现颅内压持续负值或不稳定, 应检查监护仪各接头是否衔接牢固, 有无漏气、漏液等。

2. 颅内压及病情观察　每小时观察记录 ICP 数值和临床状态（意识、瞳孔、生命体征及肢体反应等）, 以便分析颅内压变化与临床表现的关系, 然后根据压力信息结合病情做出诊断或判断是否选择有关辅助检查或继续颅内压监测, 或是进行脑室引流, 决定手术等。

3. 加强基础护理　保持病室安静, 尽量减少各种刺激。保证患者处于舒适体位, 保持床单干燥平整等。对于非昏迷患者, 要积极引导其采取半卧位, 患者取半卧位时（头高 35～50cm）, 颅内压较平卧位低 0.3～0.5kPa。传感器导管的长度要适宜。在进行操作时, 动作轻柔, 以免引起患者烦躁;对烦躁不安的患者, 要妥善固定导管, 以免导管被拉脱, 适当约束患者, 必要时可应用镇静药。发热、抽搐可使脑耗氧量加大, 加重脑水肿, 颅内压进一步增高, 已有颅内压增高的患者, 病情可迅速恶化;对发热患者可采取物理降温, 如冰毯降温;抽搐者可应用抗癫痫药物和镇静药。

4. 保持呼吸道通畅　颅内高压患者意识障碍、呼吸深慢、咳嗽吞咽反射减弱, 易导致呼吸道梗阻、呼吸骤停。应加强呼吸道管理, 及时清除口腔、呼吸道分泌物和呕吐误吸物, 保证呼吸道畅通, 并给予高流量吸氧, 纠正缺氧, 改善通气, 必要时行气管插管或气管切开, 以解除呼吸道梗阻。提高血氧含量, 有利于减轻脑水肿, 降低颅内压。

5. 保证大小便通畅　患者的大小便护理也很重要, 大便干结、尿潴留可致腹压增高, 椎管内静脉丛压力升高, 影响脑脊液吸收, 加之患者因不适而躁动不安使血压上升, 颅内压明显增高。尿潴留时, 要及时导尿;大便干结时, 要采取通便措施, 如口服石蜡油、肥皂水灌肠, 但禁用高压及大量盐水灌肠。

6. 预防并发症 感染轻者为伤口感染，重者可发生脑膜炎、脑室炎和脑脓肿等。一般监测 3～4 天为宜，时间越长感染的机会也逐渐增多，有研究表明，监测＞5 天感染机会增加，监测第 11 天感染机会达 41%。每天更换压力传感器接头处的酒精纱布，并保持酒精纱布的湿润。更换脑室引流瓶要严格执行无菌操作原则。

二十九、有哪些脑保护措施？

1. 脑代谢抑制药 约 15% 的脑损伤患者发生顽固性颅高压。当颅内压逐渐升高，使脑灌注压难以维持时，可使用高渗盐以提高血浆渗透压、扩容，同时对神经元及间质组织进行脱水，以降低脑水肿。高渗盐可改善微循环血流，同时降低颅内压。可使用的高渗盐较多，适量使用高渗盐是安全的，但长期使用会影响细胞内环境的稳定，另外，快速纠正低钠血症可能引起渗透性脱髓鞘病变。当以上药物及手术方式均不能有效控制颅内压时，可尝试使用降低脑代谢率的药物，如戊巴比妥、硫喷妥钠、依托咪酯、异内酚、异氟烷及地氟烷。这些药物均可降低颅内压，但没有足够的证据证明哪种药更有效，大多数文献建议使用巴比妥类，尤其是戊巴比妥。

2. 亚低温治疗 对颅脑损伤患者而言，控制体温非常重要。已有许多小型研究证明亚低温能降低脑代谢率及颅内压。1993 年，Clifton 等报道，颅脑损伤经过低温（32～33℃）治疗后，16% 的患者取得较好的预后；1999 年，一项研究显示，亚低温（34℃）能有效控制局部脑损伤患者的颅内压。Tokutomi 等报道，将体温降低到 35～36℃，不但可以降低颅内高压，还能保持脑灌注压，且对心脏功能及其携氧能力无显著影响。但是仍然存在相反的结果。在一项包括 392 例患者的多中心、前瞻性随机研究中，将颅脑损伤患者随机分配到亚低温治疗组（33℃，伤后 6 小时开始行亚低温治疗并保持 48 小时）和正常体温治疗组，结果显示两组在 6 个月后的 GOS 评分无显著性差异，且 45 岁以上患者用亚低温治疗的效果还不如正常体温者。另外，亚低温治疗组出现了体液蓄积增加和血管加压药用量增加，并发症持续时间更长。总之，亚低温治疗仍是目前的研究热点，需要更多的实验来阐明其治疗原则与确切疗效。

3. 血糖控制 颅脑损伤带来许多神经化学方面的变化，其中包括引起儿茶酚胺应激性升高，从而导致血糖升高。许多研究显示，高血糖与颅脑损伤严重性有关，是神经恢复的预测因素。Young 等发现，患者血糖升高若持续 24 小时，则在损伤 18 天后会出现严重神经系统并发症，如果患者的血糖水平在 24 小时内高于 11.1mg/dl（200mmol/L），则 18 天后，GOS 评分会降低 2 分；但对于血糖水平低于 11.1mg/dl 的患者，GOS 评分会增加 4 分。Rovlias 和 Kotsou 也发现，在伤后 24 小时内血糖水平高于 11.1mg/dl，则高度提示预后不良。缺氧与局部缺血性脑损伤的危害在于缺氧代谢中葡萄糖转化为乳酸和氢离子，而不是丙酮酸，乳酸堆积导致组织酸中毒，随之出现神经细胞损害。大量的证据表明，颅脑损伤患者的血糖水平与神经功能恢复结果相关。严格的血糖控制对急性脑损伤预后的影响尚需更多临床试验证明。

三十、神经外科重症监护常见用药有哪些？

神经系统常见药能促进神经细胞恢复，兴奋中枢神经系统，扩张脑血管，改善脑血流供应，在临床上已得到应用和肯定，临床使用中应酌情选择。

1. 神经系统兴奋药

（1）阿米三嗪萝巴新（都可喜）：本药可以增加动脉血氧分压和血氧饱和度，有抗缺氧和改善脑代谢及微循环的作用，能预防脑血管意外，适用于脑缺血后遗症、慢性脑血管机能不全等。用法及用量：1～2 片/天，口服，早晚各 1 片。注意事项：长期治疗一年以上出现体重下降和感觉异常等应停药；妊娠妇女不宜用。

（2）胞磷胆碱（尼可林）：对大脑和中枢神经系统因外伤引起的脑组织代谢障碍和意识障碍有调节和激活作用，可增强脑部血流，用于中风偏瘫患者以及急性颅脑外伤和脑手术引起的意识障碍，也用于耳鸣和神经性耳聋。用法及用量：肌注每日 250mg；静注每次 250～500mg 加到 5% 葡萄糖液 20ml，1～2 次/天；静滴 250～500mg 用 5%葡萄糖液稀释，应缓慢。注意事项：脑内出血急性期不用大剂量，有严重脑水肿的应同时使用降颅内压药物。

（3）甲氯芬酯（健脑素）：促进脑细胞氧化还原，调节神经细胞的新陈代谢，用于外伤性昏迷，知觉减退，各种意识障碍，老年性精神病等。用法及用量：100～300mg，3 次/天，口服，至少 1 周；肌注 250mg，2 次/天。注意事项：注射时用等渗液配成 5%～10%溶液使用，高血压及明显炎症患者禁忌。

（4）吡拉西坦（脑复康）：促进大脑皮质代谢，有助于大脑蛋白质合成，提高大脑对葡萄糖的利用，降低脑血管阻抗，用于脑动脉硬化和脑血管以外及脑外伤所致的记忆和思维障碍。用法及用量：600～800mg，3 次/天，口服，六周 1 疗程；静滴每日 8g，用 10%葡萄糖稀释。注意事项：有口干，胃纳差，呕吐等反应，停药后消失。

（5）吡硫醇（脑复新）：促进大脑葡萄糖和氨基酸的代谢，改善脑血流量，用于脑外伤后遗症、脑炎和脑膜炎后遗症，还用于脑动脉硬化等。用法及用量：100～200mg，3 次/天，口服；静滴 400～800mg，加 5%葡萄糖液 500ml，1 次/天。注意事项：孕妇禁用。

（6）三磷酸胞苷（纽枢通）：调节神经细胞生物膜的合成以及改建，增强神经细胞活性，用于脑血管意外以及后遗症、外伤性昏迷、颅脑手术后功能障碍、脑血管意外等。用法及用量：肌注一次 10～20mg，1～2 次/天；静滴可加入 5%葡萄糖液，一天剂量不能超过 160mg，7～14 天为一疗程。注意事项：严禁静脉推注，严重肝肾功能不全的慎用。

（7）安宫牛黄针（醒脑静）：苏醒、镇静、解热。用于神经系统疾患引起的昏迷、抽搐，中毒性脑病。用法及用量：静注 10～20ml/次，1～2 次/天，用 5%～10%的葡萄糖注射液或生理盐水 250～500ml 稀释后滴注。

2. 脑血管扩张药

（1）倍他司汀（盐酸倍他啶，敏使朗）：显著增加脑血流和内耳血流量，用于脑动脉硬化及脑供血不足引起的头晕、呕吐、耳鸣等，也用于美尼氏病。用法及用量：敏使朗片，1～2 片/次，3 次/天；培他啶静滴，每日 500ml、以 30～35 滴/ml 滴入，2 周。注意事项：消化道溃疡、支气管哮喘、孕妇慎用；儿童忌用。

（2）麦角溴烟酯（脑通）：具有血管扩张，抑制血小板凝集和抗血栓作用，用于脑血管疾病及其他外周血管痉挛性疾病。用法及用量：每次 5mg，每日 3 次。注意事项：避免与降压药合用，偶有头晕，耳鸣低热等反应。

（3）尼莫地平（尼立苏、尼莫通）：为钙拮抗剂，对脑血管有选择性扩张作用，可抗大脑局部缺血，还有促进或保护记忆的功能和抗血栓形成功能，用于脑血管灌注不足、脑血管痉挛，预防脑中风。用法及用量：对于缺血性脑血管病患者，20～30mg/次，每日 3 次，连续 1 个月口服；静滴应从 0.5mg/h 开始，以后可以加到 2mg/h，5～14 天后改口服，60mg/次，用水吞服。注意事项：严重肝功能障碍的禁用，严重心肾功能损害的慎用，严重脑水肿者慎用。

（4）血栓通（络泰）：扩张血管，降低动脉血压，降低血黏度。用于急性脑血管疾病，脑栓塞、脑血栓、脑出血后遗症、瘫痪、视网膜血管堵塞等。用法及用量：肌注 2～5ml/次，1～2 次/天；静注 2～5ml/次，以生理盐水 20～40ml 稀释以后缓慢注射，1～2 次/天；静滴 2～5ml，以 5%葡萄糖液 250～500ml 稀释，1 次/天。注意事项：酒精过敏者、出血性脑血管病的急性期禁用，孕妇、低血压慎用。

3. 其他脑功能改善药物

（1）脑蛋白水解物（脑活素、脑多肽、脑复素）：刺激激素合成，增加组织缺氧耐受性，用于颅脑外伤，脑血管病后遗症如偏瘫失语，记忆减退等症状的改善。用法及用量：静滴 10～20ml，稀释于 250ml 生理盐水或 5%葡萄糖液，1 次/天，10 天 1 疗程。注意事项：癫痫持续状态及大发作间歇期禁用，严重肾功能障碍、孕妇慎用。

（2）氢化麦角碱（培磊能、舒脑宁、喜得镇）：脑细胞代谢改善药。增加脑组织血流，改善脑细胞能量平衡。用于脑动脉硬化、卒中后遗症、脑震荡后遗症、老年性退化性脑循环障碍和老年性痴呆。用法及用量：喜得镇口服，1~2mg/次，2~3次/天；培磊能每日1~2粒；舒脑宁早晚各1片。皮下、肌注、静滴每次150~600mg，每日或隔日1次，应缓慢静滴。注意事项：注射用药可出现体位性低血压，注射后应平卧，孕妇慎用。

（3）羟乙芦丁（维脑路通）：促进微血管形成，改善微循环，防止毛细血管通透性增高引起的水肿，用于闭塞性脑血管病引起的偏瘫、失语，还可以用于静脉曲张，动脉硬化。用法及用量：肌注100~200mg/次，2次/天，静滴400mg/次，1次/天，20天1疗程。注意事项：出现变态反应应停药。

（4）银杏叶提取物（天保宁、舒血宁）：改善和促进大脑血液循环和代谢，清除自由基，抑制细胞膜脂质过氧化，用于脑栓塞、脑血管痉挛以及阿尔茨海默病等，也可用于心绞痛。用法及用量：每次2片，3次/天口服，或每次10ml，3次/天；静滴2~5ml/次，1~2次/天，严重时用舒血宁针5ml加于500ml葡萄糖注射液中静滴。注意事项：孕妇、心力衰竭的慎用。

（5）灯盏花素针（培斯汀）：有改善脑血循环，增加脑血流量，抗血小板聚集作用，用于闭塞性脑血管疾病和脑出血所致的瘫痪，还可以预防中风，消除脑供血不足。用法及用量：肌注2次/日，10~20mg/次，15天1疗程；静滴20~50mg/次，用5%或10%葡萄糖溶液稀释500ml后应用，每日1次，15天1疗程。注意事项：脑出血急性期以及有出血倾向的禁用。

（6）谷氨酸：参与蛋白质和葡萄糖的代谢，促进氧化过程，是脑组织代谢活跃成分之一。用法及用量：1~2g/次，3次/天，口服。注意事项：有时候可以导致呕吐、腹泻等。

（7）乙酰谷酰胺：降低血氨，改善神经细胞代谢，用于脑外伤昏迷，高位截瘫等。用法及用量：肌注100mg/次，3次/天；静滴100~600mg/次，加入5%或10%葡萄糖溶液250ml稀释后缓慢滴注。注意事项：可引起血压下降。

（8）二胺硫脲（克脑迷）：改善神经细胞代谢，促进神经功能恢复。用法及用量：静滴1g/次，1次/天，加入5%或10%葡萄糖溶液500ml内缓慢滴注，共2周。注意事项：可引起高热、皮疹，冠心病忌用。

（9）氢化麦角隐亭（活血素）：增加脑组织血流量和对氧的利用，改善脑细胞能量平衡，用于脑动脉硬化、卒中后遗症、脑震荡后遗症、阿尔茨海默病引起的头痛、记忆减退、不安、忧郁等。用法及用量：溶液剂，1~2支（2ml）稀释于少量水中，2次/天，饭前服用。片剂，起始每次10mg，每日1次，睡前服，维持量每次10mg，2次/天，不超过2周。注意事项：孕妇、哺乳期妇女、儿童禁用。饭后用药可减少不良反应。

（10）小剂量白蛋白：有明显的减轻血肿周围的水肿，解除血管痉挛，改善血肿周围的脑损伤区局部微循环，促进血肿吸收功能，还可以促进神经功能恢复，具有明显神经保护作用。用法及用量：5g静脉滴注，每天1次，连续10天为1疗程。注意事项：对已经混浊，有沉淀的应不能再用。

（11）纳洛酮：阿片受体的特异性拮抗药，可阻断阿片类物质介导的神经毒性作用，纳洛酮的非阿片受体介导作用可改善脑皮质供血，减轻脑缺氧和脑水肿，保护和恢复脑细胞功能，减轻细胞损伤，维持细胞的正常功能和能量代谢，从而起到促醒作用。纳洛酮还可改善神经细胞的生物能量代谢，减轻自由基的损伤。挽救梗死周围区半暗带濒死脑细胞。目前纳洛酮可用于治疗急性脑出血、大面积脑梗死、重型颅脑损伤患者，可明显缩短昏迷时间，促进清醒恢复，改善偏瘫症状，还可以改善精神症状，降低病死率。用法及用量：纳洛酮1.0~2.0mg，加入生理盐水250ml或5%葡萄糖液静脉点滴，每日1~2次，14天为1疗程。重型颅脑损伤患者或双侧瞳孔散大者，可以用到10~20mg/d。注意事项：早期，大剂量应用纳洛酮，起效快，疗效肯定，偶有恶心、呕吐、血压升高、心动过速等，血压过高或过低患者应慎用。

就目前来讲，神经保护治疗的主要类型包括离子通道调节药、抗兴奋毒性作用药物、自由基清除药、神经营养因子（neurotrophic factor，NTF）、低温处理以及基因治疗和神经干细胞治疗等。近年来对保护和促进神经细胞恢复药物的研究不断深入，例如有研究表明外源性给予单唾液酸四乙糖神经节苷脂（GMl）能促进神经索的生长，激活神经营养因子，抑制毒性产物对神经元的损害，减少兴奋性氨基酸所引起的小脑神经元、大脑皮质神经元、海马锥体细胞以及神经细胞死亡,对神经细胞具有保护作用,从而促进受损伤神经元的结构和功能恢复。临床应用表明 GMl 能显著改善缺血性脑卒中、自发性蛛网膜下腔出血的预后,并能促进脊髓损伤后神经功能恢复,目前也已经广泛应用于颅脑外伤患者,疗效比较满意,能明显改善患者的情绪和智能,长期使用无不良反应,值得推广。采用 100～300mg 静注,2～8 周不等。现在可提供的有凯洛欣,最少 5 支开始,加在 250～500ml 生理盐水或糖盐水中静滴使用,效果明显。

对神经营养因子的研究发现,该类因子不仅对损伤神经元具有保护作用,而且能在此基础上进一步促进神经损伤的修复。主要表现在:①可加快损伤后外周神经的再生;②能减轻脑创伤后神经元的丢失并改善记忆功能,尤其对海马神经元的丢失有特别明显的减轻作用;③它还是一个多功能生长因子,不仅参与调节神经系统的发育和功能,而且还可影响非神经系统,如免疫、造血、内分泌和生殖等系统的功能。目前主要有神经生长因子(NGF)、脑源性神经营养因子(BDNF)、神经营养素(NTs)、睫状神经营养因子(CNTF)、胶质源性神经营养因子(GDNF)、胰岛素样生长因子(IGFs)、成纤维细胞生长因子(FGF)、血小板源性生长因子(PDGF)、血管内皮细胞生长因子(VEGF)。现关于神经营养因子的临床应用研究主要还处于试验阶段,有待于进一步完善。相信不久的将来该类制剂能应用于临床,促进患者康复。

三十一、血流动力学有关药物有哪些?

1. 高血压　硝普钠、硝酸甘油、拉贝洛尔(曲帕胺)、肼屈嗪(肼苯达嗪)、艾司洛尔(艾思洛尔)、地尔硫卓(合心爽)、硝苯地平(心痛定)、尼卡地平(卡地尼)、血管紧张素Ⅱ受体阻滞药、依那普利拉(苯丁酯丙脯酸)、可乐定(氯压定)。

2. 低血压　多巴胺(注射剂)、多巴酚丁胺、去甲肾上腺素(左旋去甲肾上腺素)、去氧肾上腺素(苯福林)、氨吡酮(氨力农)、肾上腺素、异丙肾上腺素(盐酸异丙肾上腺素)。

三十二、常用镇静药是什么?

常用镇静药是异丙酚、咪达唑仑(常用药)、劳拉西泮(氯羟安定)、戊巴比妥钠、氟哌啶醇、硫喷妥钠、依托咪酯、氯胺酮。

1. 劳拉西泮　劳拉西泮比地西泮的药效高 5～10 倍,优选用于长期治疗成人危重患者的焦虑。其作用与地西泮相仿,但摄入后不发生注射部位的疼痛或静脉炎。劳拉西泮脂溶性较差,故需较长时间才有峰效应。它比咪达唑仑的作用持久且较少引起低血压,两者引起相同的顺行性遗忘,但劳拉西泮的价格较低,长期摄入时诱发较能预示的觉醒。由于劳拉西泮是在丙二醇中稀释的,故在溶液中不稳定,在静脉导管中可发生沉淀。摄入大剂量劳拉西泮或持续滴注时曾发生丙二醇毒性作用,如急性肾小管坏死、乳酸酸中毒及渗透性过高状态。劳拉西泮也可口服,但丙二醇能使一些患者发生腹泻。劳拉西泮在肝中被葡萄糖醛酸化为无活性产物。

2. 咪达唑仑　咪达唑仑作用时间短、溶于水、在生理性 pH 时嗜脂并迅速跨越血脑屏障。由于其在体内发生快速再分布,故作用时间远短于地西泮,为此它与丙泊酚被推荐用于短期(24 小时)治疗危重患者的焦虑。咪达唑仑的药效较地西泮高 2～3 倍。其不良反应为呼吸抑制和低血压,特别是存在血容量不足和摄入大剂量时。持久滴注有时导致较长时间的作用,特别是在危重患者(由于活性代谢产物蓄积所致)。在肝清毒功能不足的患者,咪达唑仑的排除半衰期可延长到 2～4 小时甚至 12 小时。在持续滴注时药物间相互作用可能突出,例如由于红霉素、丙泊酚及地西泮都抑制细胞色素 P450 系统和咪达唑仑的延迟代谢而造成预料不到的镇静作用。

3. 地西泮　地西泮曾广泛用于危重患者。它溶于脂类而发生再分布,对于呼吸或循环系统抑制作用小,但危重患者对其抑制呼吸和降低血压的作用可能微敏感。长期摄入可因活性产物而使镇静作用延长,故不宜于 NSICU 中的镇静使用。地西泮有助于长期住院及不能很快脱离呼吸机的患者的恢复。由于地西泮只溶于有机溶剂,故静注时可引起疼痛及静脉炎。地西泮由肝微粒体系统的酶代谢为两种活性产物去甲地西泮和奥沙西泮。在肝或肾功能不全患者及老年人,地西泮的排除半衰期显著延长，故对这类人使用时需要慎重。

4. 丙泊酚 丙泊酚为一种烷基酚，不溶于水，其剂型为豆油、甘油和蛋磷脂的 1% 悬液，在体内能提供 4 602.4 kJ/L 的热量。它有良好的镇静和催眠作用，但不止痛，其作用机制可能涉及中枢神经系统中的 γ-氨基丁酸（GABA）受体。滴注时可达到预期的镇静水平，中断用药后可迅速恢复，在 NSICU 中它与咪达唑仑被推荐短时间（24 小时）使用。丙泊酚可诱致低血压和心肌抑制，曾报道长期摄入时患者发生高甘油三酯血症和胰腺炎。为了防止感染，盛丙泊酚的瓶子和滴注管道都应每 12 小时更换 1 次，从瓶中抽出的液体也不应保存 6 小时以上。丙泊酚也可引起注射时疼痛及代谢性酸中毒、横纹肌溶解及循环性虚脱。它在肝中代谢，但由于其滤清超过肝血流速度，故已证明还有肝外代谢通路，为此丙泊酚在肝功能衰竭患者的作用时间仍较短暂。

5. 氟哌啶醇 氟哌啶醇为丁酰苯类抗精神病药，用于治疗危重患者的谵妄。给 NSICU 患者静注的生物利用度较好且可预示其作用程度，但 FDA 未批准其肠道外给药。控制谵妄的剂量个体间差异很大。对于急性激动的患者开始给予 2 mg，继而每隔 15～20 分钟将剂量倍增 1 次。氟哌啶醇有一些重要的不良反应，包括降低癫痫发作阈值、突发锥体外系反应、使 QT 间期延长等。心律不齐及摄入可延长 RT 间期的药物，如胺碘酮或普鲁卡因胺的患者应慎用。曾报道 35 例使用低剂量可引起 QT 间期明显延长，静注 20 mg 后几分钟内即可发生。

6. 右美托咪定 右美托咪定为一种 α_2 激动剂型新镇静药，正推荐用于 NSICU。它结合 α_2 受体的亲和力高，且作用时间较短。其优点是有显著镇静作用而只轻度减少每分钟的换气量。插管和拔管时减少血流动力学反应，减轻对外科手术的应激反应，加强止痛药的作用。右美托咪定的不良反应包括使血压先升高继而降低以及心动过缓。为此对于危重患者不能推注及持续滴注给药。肝功能不全时其清除可能延迟。血容量不足、心动过缓或心输出量低的患者可能易于发生不良反应，故患者的选择极为重要。

三十三、神经外科重症监护患者需要多少营养量？

急性重症脑损伤患者急性应激期代谢变化剧烈，能量供给比例不适当可能加重代谢紊乱和脏器功能障碍，并导致预后不良。临床采用间接热卡仪来测定患者的静息代谢消耗（resting metabolic expenditure，RME），其原理是通过测量患者静息状态下消耗的氧气量，根据已知的每升氧耗对应的热卡消耗量推算出患者静息状态下的能量消耗总量。但由于该方法操作繁杂，很少在临床上作为常规应用。目前临床可以根据 Harris-Benedict 公式算出 RME，再乘以其百分率（非瘫痪患者为 140%；瘫痪患者为 100%）简便地算出其热能需要量（所提供的能量配方中至少有 15% 以蛋白质的形式补充）。神经外科危重昏迷患者初期营养支持的热量供应以 25～30 kcal/（kg·d）（1kcal=4.186 KJ）为宜。对于病程较长、合并感染和创伤的危重病患者，在应激与代谢状态稳定后能量补充需要适当增加，目标喂养可达 30～35 kcal/（kg·d）。

专家推荐：神经外科危重昏迷患者非瘫痪者必须接受大约为 30 kcal/（kg·d）（大约为测量的 RME 的 140%）的总热量，瘫痪者必须接受大约为 25 kcal/（kg·d）（大约 RME 的 100%）的总热量。所提供的能量配方中至少有 15% 以蛋白质的形式补充。

三十四、怎样给中枢神经系统损伤患者提供营养？

不能经口正常摄食的神经外科危重昏迷患者，一旦胃肠道功能允许，应该优先考虑给予肠内营养治疗。当任何原因导致胃肠道不能使用或应用不足时，可以考虑肠外营养或联合应用肠内营养。

长期使用肠外营养（parenteral nutrition，PN）可出现肠源性饥饿综合征，表现为肠蠕动减慢，肠黏膜细胞减少，黏膜萎缩，肠腔内分泌型 IgA 明显减少，易导致多种并发症，包括水、电解质、酸碱平衡异常，营养素摄入过多或不足，静脉炎等。肠内营养（enteral nutrition，EN）与肠外营养比较，至少有 3 方面的优点：

1. 肠内营养全面均衡、符合生理，不易引起血糖升高。

2. 肠内营养具有刺激肠道蠕动、刺激胃肠激素分泌、改善肠道血液灌注、保护胃肠黏膜屏障、减少致病菌定植和细菌移位、减少肠源性感染发生等优势。

3. 肠内营养在降低住院费用方面较肠外营养更具优势。

三十五、中枢神经系统损伤患者需要什么营养？

肠内营养配方选择取决于对营养配方成分的了解，以及对营养支持目标的确认。整蛋白标准型配方适合健康人群营养素需求，疾病适用型配方适合特殊疾病营养需求。神经外科昏迷合并糖尿病患者或并发应激性血糖增高时适用糖尿病适用型配方，其具有低糖比例、高脂肪比例、高单不饱和脂肪酸含量、加入膳食纤维等特点。高蛋白营养配方能够改善氮平衡，减轻低蛋白血症程度，在营养配方中加入可溶性膳食纤维能增加短链脂肪酸产生，刺激益生菌生长，有助于维持结肠黏膜结构和功能完整，并减少腹泻；加入不可溶性膳食纤维能增加粪便体积和水分，促进肠道运动。

专家推荐：①胃肠道功能正常患者首选整蛋白标准配方，有条件时选用含有膳食纤维的整蛋白标准配方；②消化或吸收功能障碍患者选用短肽型配方；③便秘患者选用含不溶性膳食纤维配方；④限制液体入量的患者选用高能量配方；⑤糖尿病或血糖增高患者选用糖尿病适用型配方；⑥低蛋白血症患者选用高蛋白配方。

三十六、什么是静脉补液的必要性？

液体复苏的管理是重症患者液体治疗的重要环节，是 NSICU 的核心技术。液体复苏管理的基本目标是保证容量与器官灌注（冠状动脉、脑、肾脏等）；在合适的心脏前负荷状态下预防肺水肿；或两者必须达到的平衡。不同的液体管理会对患者预后产生影响，临床医师应该根据病程、不同时期的病理生理特征实施不同的液体管理策略。

1. 补液速度与补液量　液体复苏时应该注重早期、快速和适量。原则如下。

（1）对可疑低血容量的患者可以先快速补液，30 分钟内输入晶体 500～1000ml 或胶体 300～500ml，并判断患者对液体复苏的反应（血压增高及尿量增多）及耐受性（有无血管内容量过负荷的证据），从而决定是否继续扩容。

（2）严重感染患者，其容量缺乏的程度却大有不同，随着静脉扩张和毛细血管渗漏，大多数患者在最初的 24 小时内都需要持续液体复苏。如果有低血压或血乳酸>4mmol/L，立即给予液体复苏（20ml/kg），如低血不能纠正，加用血管活性药物，维持平均动脉压>65mmHg；此时，入量明显多于出量，不能再以入量/出量比例来判断对液体的需求。

（3）对于有容量负荷（第三间隙水肿、肾衰、心衰）者，或需要负平衡者的补液速度和补液量应慎重。

2. 液体正平衡　在严重感染或感染性休克早期，患者心排血量低、组织灌注不良应早期积极充分给予液体复苏，达到液体正平衡。液体正平衡是指液体入量大于各种途径排出液体量（包括非显性失水、各种引流及尿量）的总和，其机制与毛细血管渗漏综合征（capillary leak syndrome, CIS）以及第三间隙效应（third space effect）或细胞外液扣押（sequestration）有关。各种炎性介质和细胞因子引起全身毛细血管内皮细胞损害和毛细血管通透性增加，血管内液体和血浆蛋白渗漏至组织间隙，表现为低血容量、低白蛋白血症、全身水肿及体重增加。早期液体正平衡可有效改善组织灌注，但也应注意，重症患者长时间的液体正平衡易导致心功能衰竭，肺水肿、器官功能障碍。因此，在液体复苏的过程中必须密切监测患者的组织灌注状况及对容量的耐受情况，提高液体复苏有效性，减少其盲目性，降低容量过负荷的风险。

3. 液体负平衡　经救治后休克病理生理改变逆转，循环功能稳定、心排血量增加、组织灌注恢复，此时应在维持循环和灌注的情况下，液体管理策略也需相应转变为限制性，促进超负荷容量的排出，尽量保持液体负平衡。液体负平衡是指排尿明显增加和水肿消退，尿量等液体出量明显大于输液量。液体负平衡产生机制为全身炎症反应综合征（systemic inflammatory reponse syndrome, SIRS）减弱或消失；毛细管通透性逐渐恢复正常；滞留到组织间液的细胞外液重吸收进入循环。治疗后期液体负平衡与感染性休克患者病死率的降低显著相关。负平衡期输液主要是为了维持水电解质平衡和静脉给药，输液量应"入小于出"，使患者液体平衡逐渐恢复正常水平。小剂量呋塞米静脉注射可启动负平衡的出现，液体负平衡的及时出现提示病情逆转、预后良好；液体负平衡延迟出现则意味着预后不良，对于休克无法逆转的患者，其组织灌注尚无法保证，根本不具备限制性液体管理的条件，其最终结局可能走向死亡。但过度液体负平衡常常伴随着有效容量不足，易导致再灌注损伤、电解质紊乱等。

因此，合适的液体治疗管理应包括尽量减少液体正平衡量，尽早促进液体负平衡出现，尽早判断是否开始进入负平衡期。重症患者的容量管理存在双向效应：过多的液体正平衡引起静脉压升高、胶体渗透压降低加之毛细血管渗漏，很有可能诱发并加重组织间隙水肿、细胞水肿，加重器官功能损害，出现肺水肿、急性呼吸窘迫综合征（acute respiratory distress syndrome，ARDS）、心包、胸腹腔渗出增多，全身水肿、多器官功能障碍综合征（multiple organ dysfunction syndrome，MODS）以及充血性心力衰竭等，从而使呼吸机应用时间延长、住院时间延长，降低患者存活率；而过少的液体正平衡可能引起组织低灌注，全身炎症反应、脓毒症发生风险明显增加。对重症患者液体管理应实施动态、个体化策略，注重血流动力学监测与支持，恰当液体复苏是用最少的液体量和最小的生理代价支持器官灌注。

三十七、气管插管的必要条件是什么？

气管内插管是解除上呼吸道梗阻、保证呼吸道通畅、抽吸下呼吸道分泌物和进行辅助呼吸的有效方法。

1. 应用指征　各种先天和后天性上呼吸道梗阻；各种原因造成的下呼吸道分泌物潴留需要抽吸引流；咽喉缺乏保护性反射；呼吸衰竭引起的低氧血症和高碳酸血症，需行正压通气治疗；外科手术需全麻者。

2. 禁忌证　胸外伤合并严重喉、气管损伤者；主动脉瘤压迫或侵犯气管的患者；急性喉炎、喉头水肿，插管时可能导致心搏骤停。

三十八、如何防治气管插管后的过度通气？

通气过度原因可能为缺氧、疼痛、精神紧张，自主呼吸过强；机械通气参数设置不合理，呼吸频率过快、潮气量过大，常可导致过度通气，甚至发生呼吸性碱中毒，对组织供氧不利，必须防止发生和及时纠正。血气分析示 $PaCO_2$ 下降。预防方法是分析原因，去除诱因，适当调整通气频率和潮气量，保证患者 $PaCO_2$ 在适当水平，改善缺氧。必要时，可使用镇静药或者肌松药抑制患者呼吸。

三十九、如何测量脑血流量？

脑是机体代谢最旺盛的器官之一，脑重量仅为体重的 2%，脑血流量却占心排血量的 15%，脑的耗氧量占全身耗氧量的 20%～25%。脑功能需要依赖足够的血供才能维持，一旦脑血氧供给障碍或血流中断，脑功能就难以维持而发生一系列病理生理变化，甚至发生脑死亡。故通过脑血流监测，也可以反映脑功能状态。目前常用的脑血流测定装置主要有脑电阻及 Doppler 血流测定仪等。

1. 脑电阻（rheoencephalography，REG）**检查**　原理为头部通过微弱高频交流电时，可产生与脉搏一致的导电改变而描记的一种阻抗脉波。为主动脉内脉压波向脑血管传递的容积脉搏波。一般认为头部阻抗脉波 2/3 来自颅内血流，1/3 来自颅外血流。故 REG 变化主要受颅内动脉血流的影响。它主要反映脑血管的血流充盈度、动脉壁弹性和血流动力学变化，从而判断脑血管和脑功能状态，有一定临床意义，并广泛应用于临床。

2. Doppler 血流测定　原理是通过发射的超声位相与折返的超声波音频变化来判断血流方向和血流速度，从而了解脑血流或其他部位的血流动态，进一步估价脑部的功能状态。Doppler 血流测定为非创伤性的简单监测方法，只需将探头置于所测部位，即可以声音反映或用荧光屏显示出局部血流情况。由于检测手段和方法不断改进，现已能同时对多个部位进行监测。目前发展的 Doppler

超声彩色显像定量血流仪，对受检动脉呈彩色显像，直接反映病变部位和狭窄程度。国外将本检查方法与血管造影检查对比，相符率达 90% 以上。

其他脑功能监测方法还有地形图、脑诱发电位以及 CT 与 MRI 等。

四十、如何测量脑组织中的氧含量？

经颅骨钻孔或开颅术后将光纤脑组织氧含量探头放入脑实质内，经光导纤维传至颅外氧含量测定仪，可直接连续记录患者脑组织氧含量。脑组织氧分压是近年来开发出的成熟的脑组织局部氧监测技术，将微电极放置于脑组织，可持续监测脑实质氧分压和局部温度。综合多项研究结果提示，脑组织氧分压与吸入氧浓度（fraction of inspire O_2，FiO_2）、脑灌注压、脑血流量和血红蛋白呈正相关，与脑氧提取率呈负相关。脑组织氧分压是直接测量脑组织供氧情况的方法，并且脑氧代谢监测是反映脑氧代谢最为准确的方法，也被一些学者认为是评价治疗是否有效的金标准。研究提示，在脑外伤患者里，脑组织氧分压不仅仅反映局部的脑血流，更是反映脑血流和脑动静脉氧分压差异的结果。

四十一、如何预防癫痫？

指导癫痫患者按医嘱合理、科学的应用抗癫痫药物，必要时可行血药浓度监测，一般完全发作停止后仍需再坚持服药 3 到 5 年，然后逐渐减量至停止，应坚持长期有规律的服药，避免服药过程中突然停药、减药、漏服药和换药不当。避免发热、感染、劳累、情绪紧张、饮酒、妊娠及分娩等可导致癫痫状态的促发因素。预防药物中毒，积极治疗原发病，如颅内感染、颅内肿瘤、脑血管病、代谢性脑病等。

四十二、常见院内感染包括哪些？

通常根据感染发生的部位、病原体的来源和种类等对院内感染进行分类。

1. 根据感染发生的部位　全身各个器官、各个部位都可能发生院内感染。

2. 根据病原体的来源　可将院内感染分为内源性和外源性感染。内源性感染又称自身感染，是指各种原因引起的患者在医院内遭受自身固有病原体侵袭而发生的院内感染。病原体通常为寄居在患者体内的正常菌群，通常是不致病的，但当个体的免疫功能受损、健康状况不佳或抵抗力下降时则会成为条件致病菌发生感染；外源性感染又称交叉感染，是指各种原因引起的患者在医院内遭受非自身固有的病原体侵袭而发生的感染。病原体来自患者身体以外的个体、环境等。包括从个体到个体的直接传播和通过物品、环境而引起的间接感染。

3. 根据病原体的种类　可将院内感染分为细菌感染、病毒感染、真菌感染、支原体感染、衣原体感染及原虫感染等，其中细菌感染最常见。每一类感染又可根据病原体的具体名称分类，如柯萨奇病毒感染、爱柯病毒感染、铜绿假单胞菌感染、金黄色葡萄球菌感染等。

四十三、小儿 NSICU 的基本要求有哪些？

小儿 NSICU 病房数量应合理，一般来说，可参照 ICU 病床数量来设置，即占神经外科总床位数的 8%～20%，应设置方便患儿的快速转运通道，以方便进行各种检查和治疗等医疗活动。合理的病区环境要求，合理的病区病床设置，充足的电源、气源的配置，安装空气调节系统，保证病房有足够的新风，及时排除二氧化碳和异味，维持适宜的温度在 25℃ 左右和湿度在 50% 左右。重视正负压单间病房设置，满足突发公共卫生事件及特殊患儿的救治需求，建立家属交流谈话室，促进良好的医患合作关系。必须配备足够数量、受过专业训练、掌握重症医学基本概念、基础知识和基本操作技术，具备独立工作能力的医护人员。

四十四、什么是脑死亡？

脑死亡通常指包括脑干在内的全脑功能丧失的不可逆转的状态，是相对于经典临床死亡而提出的一个新概念。随着医学科技的发展，患者的心跳、呼吸、血压等生命体征都可以通过一系列药物和先进设备加以逆转或长期维持。如果脑干功能丧失，无论采取现代何种医疗手段，最终都将发展为心脏死亡，适时中断其治疗能节约医疗资源，且能减轻患者家庭的经济负担。与心脏死亡相比，脑死亡显得更为科学，标准更可靠。

四十五、脑死亡的诊断与检查包括哪些？

脑死亡的诊断标准：深昏迷，对各种外界刺激如疼痛、呼吸均完全失去反应，亦无任何自主运动，脑干及各种反射全部消失，无自主呼吸，以上必须全部具备。确认检查，脑电图平直，经颅脑多普勒超声呈脑死亡图形，体感诱发电位 P14 以上波形消失，此三项中必须有一项阳性，首次确诊后，观察 12 小时无变化，方可确认为脑死亡。

四十六、宣布脑死亡后如何处理？

1. 对已确诊为脑死亡而借助人工呼吸器在一定时间内维持血液循环的患者，是提供移植器官的良好来源。奥地利、瑞士、波兰等国法律规定，患者一经诊断为脑死亡，即可取其器官供移植用。

2. 对某些心搏骤停的患者，如果尚未脑死亡，就应积极复苏，全力抢救。而对已经判断为脑死亡者中止抢救，无论从伦理上、科学上都是合理的。

3. 医师们据此能够精确地判定死亡发生的时间。这对解决可能牵涉到的一些法律问题（如保险业务、财产继承等）亦有帮助。

四十七、如何正确处理约束？

约束带能控制患者危险性行为的发生（如自杀，自伤，极度兴奋冲动，有明显攻击行为），避免患者伤害他人或自伤。防止小儿、高热、谵妄、昏迷、躁动及危重患者因虚弱、意识不清或其他原因而发生坠床、撞伤、抓伤等意外，确保患者安全，确保治疗、护理顺利进行。

首先评估患者的病情、年龄、意识状态、生命体征及肢体活动度，有无皮肤摩擦破损及血液循环障碍等情况。向患者或家属解释使用约束带的目的、使用时间、方法及注意事项等，取得患者或家属的配合。根据患者情况选择约束部位，常用约束部位为手腕、踝关节。用准备好的约束带从中间绕转，再对折成双套结。必要时套结处可用患者衣袖或棉垫包裹，将套结在约束部位稍拉紧，松紧适度，以能放入 1～2 指为宜，以免影响血液循环，再打一个结使手脚不易脱出，将约束带固定于床上，定时观察有无皮肤摩擦破损及血液循环障碍等情况。

四十八、与患者家庭交流沟通的目的是什么？

交流沟通是人们以交换意见、表达情感、满足需要为目的，彼此间相互了解、认识和建立联系的过程。人们在共同生活中，需要他人的同情和理解，需要情感的交流。与患者家庭的交流沟通，就是为了治疗患者的疾病，满足患者的健康需求，在诊治疾病过程中进行的一种交流。如果没有这种交流，医务人员就不能全面地了解病情，患者也无法满足追求健康、解除病痛的需要。

首先，交流沟通有利于了解和诊断病情，通过这个过程可以从患者及家属处了解到疾病的有关信息，如主要症状、发病过程、既往史、已用药情况等，为进一步的检查及最终明确诊断打下良好的基础。若沟通不畅，患者诉说病史不全，询问不当或听取患者讲诉病史不仔细、不认真，将无法收集到完整、准确的病史资料。在做各种检查时也需要双方有效地沟通，以使患方能很好地合作，使检查能顺利进行。其次，沟通有利于维护患者的权利。尊重患者权利是维护患者利益的根本保障。随着我国经济的发展、社会的进步、法制的健全，人们对权利问题日益关注，患者权利意识也日益觉醒。知情同意权是患者的一项重要权利，它可以包括疾病认知权和自主决定权。患者可以在对疾病认知、了解的基础上对诊疗措施做出同意与否的选择决定。知情同意的过程也是一个沟通的过程。通过这个过程，对患者进行告知，同时了解患者还存在哪些问题和困惑；患者也需要通过对话、接触，明了了自己疾病的诊断治疗情况，需要做什么检查，用什么药，有什么风险和意外，影响自己病情转归的因素有哪些，需要多少费用等信息，患者综合考虑后做出适合自己条件的选择。

四十九、影响沟通信息传递和接收的因素包括哪些？

1. 环境因素 包括物理环境、心理环境、语言环境等。

2. 患者因素 由于患者信仰和价值观的不同，还有道德修养和文化差异等因素都会从不同角度影响沟通信息传递和接收的质量，尤其是患者的文化层次，更能影响沟通信息传递和接收的效果。

3. 护士因素 护士的工作责任心、知识面及业务技术操作水平，是护患沟通信息传递和接收的直接因素，如护士操作不熟练、沟通缺乏技巧加之专业知识面太狭窄，无法满足患者的需求，难以得到患者信赖，从而妨碍护患之间的良性沟通。护士的心理素质、身体素质及语言表达能力也是影响护患沟通的一个重要因素，例如一个情绪不稳定、身体又处于亚健康状态的护士是很难与患者取得有效沟通的。

五十、如何与怀有敌意的患者和家属相处？

称职的专业人士应当注意到任何可能的暴力威胁。医师在沟通中可对其他人员造成的不良后果及患者和家属拒绝所需护理或治疗时进行进一步的处理。以下概述了与已怀有敌意的患者或家属相处的方式，并提出相关建议。

1. 快速行动，如患者和家属在场，首先从其他人那里了解发生冲突的原因，如果有暴力威胁则寻求帮助；如果家属在场，病人不在，同前限制事态扩大。

2. 找到隐私，如患者和家属在场，患者情况稳定，可将愤怒的患者或核心家庭成员少于 10 位集中起来；如家属在场，患者不在，就把核心家庭人员少于 10 位集中到独立的空间。

3. 寻找支持，如患者和家属在场，在处理冲突时，保证有 1 位医护人员在场；如家属在场，患者不在，保证有 1 位医护人员在场，并寻找核心家庭成员的帮助。

4. 承认事实，将注意力转移到患者身上。如患者和家属在场，公开承认事实表示理解，但不能承认错误，然后把注意力转到别人身上；如家属在场，患者不在，处理好患者的急切需求后表示出愿意处理问题的诚意。

5. 避免争吵，如患者和家属在场，用行动表达真诚，同时用语言加强医护人员在处理紧急救助方面的权威性和尽职尽责；如家属在场，患者不在，处理同前。但是不直接涉及患者生命的事情如探视，尽量交给其他更合适的人来做。

6. 遵守时间，给人认真能干和关心的印象。如患者和家属在场，从造成敌对的原因到信息收集都不要过多讨论。拖延协商，直到找到合适的渠道。避免承诺或行贿，避免不合理的要求，避免敌对情绪；如家属在场，患者不在远离问题本身，但不是远离家属。表现出合作解决事情的意愿，但不要同意不属于自己工作范围的要求。

五十一、当患者死亡时的沟通手段有哪些？

当患者死亡时的沟通手段（表 15-12）。

表 15-12 沟通方式

家属的反应	医疗团队的表现	可能的介入方式
在患者被宣布死亡后，家属抵达并对结果感到震惊	评估患者状况，并给予适当的处理，医师和工作人员分开去安慰家属并联系适当机构	在医师到来之前，急诊室的沟通人员应该帮助家属；在处理好患者后，及时告知家属让其看望患者
在给患者复苏时家属赶到，但不允许探视，此时他们会对结果感到震惊和气愤，也没做好聆听解释的准备	评估患者状况，并给予适当处理。	回答家属问题
在给患者复苏时，家属赶到并被允许在患者去世前到病床边探视。他们可以看到心肺复苏的整个过程，并对结果感到不同程度的震惊	家属出现带来的压力不会过分影响一个训练有素的团队，心肺复苏的所有成员都要尽可能做到最好	最理想的情况是沟通人员一直在场，防止家属的干扰，并满足其需要；最差的情况是家属干预并威胁进行复苏的人员，然后被拉走

五十二、如何引导家属探访？

提高医护人员的自身素质，灵活运用心理学相关知识及沟通技巧，多一份责任多一些爱心，换位思考充分理解以人为本的护理理念，同时又要关心照应好家属的心理感受，切实对患者家属做好有效的心理疏导工作，寻求家属对医疗活动配合与支持的最大化。护士要锻炼较强的协调能力，运用恰当的语言技巧，护士在监护室是第一个发现患者病情变化的人，在做出准确判断、急救配合的同时，护士也是第一个通知家属的人，这就要求护士用简要、得体的语言与医师一道向家属交代病情及相关事项。医护人员也可以采取一些有预见性的防范措施，在发生问题之前先向患者家属介绍患者病情、严重情况及可能出现的不良后果，住 ICU 的重要性及必要性，尽量避免冲突的发生，共同为患者的康复提供有力的支持和帮助。

五十三、如何制订患者的出院计划？

出院计划是指促进患者从一个环境顺利转到另一个环境（包括医院、老人院、患者家中或其亲属家中）的护理过程。美国医院协会（the American Hospital Association，AHA）在其出版的有关出院计划的指南中列出了出院计划的基本内容，包括及早确定需要出院后继续接受护理的患者，患者及其家人的健康教育、相关健康评估和健康咨询，制订出院计划，进行相关部门和人员的协调，实施有关计划并进行出院后的随访。

在临床工作中，护士应在患者入院初期，根据已制定的标准，尽早明确要接受出院计划的患者，使得患者在住院初期就已经开始接受出院计划。评估患者出院需求及出院后能够利用的各种有效资源，患者出院需求评估的主要内容包括一般健康状况、身体功能状态、精神状态、应激水平、自理能力、自我护理情况以及出院后可能的护理需求；社会、环境健康情况，如家属关系、邻里关系、居住条件、房间陈设、卫生间设备安全；出院后能利用的各种有效资源等。出院计划包括患者住院期间和出院后的连续过程。患者在住院期间护士就要有目的地观察和了解探陪人员的情况，以较为准确地评估患者的社会、家庭支持系统。家庭是实施出院计划过程中患者出院后的最主要的支持资源，护士应在患者特别是需要长期照顾的患者出院前，协调并指导其家属对患者的出院后护理。出院计划的制订一定要有家属参与，使其明确计划的内容、明确护理目标，确保患者能够趋向最佳的预后功能状态发展。

参 考 文 献

曹永福，漆松涛，刘忆，等，2013. 颅咽管瘤和 Rathke 囊肿围手术期水钠紊乱的发生特点及其处理[J]. 中国神经精神疾病杂志，39（10）：607-611.

常琳，王小姗，2012. 中国癫痫流行病学调查研究进展[J]. 国际神经病学神经外科学杂志，02：161-164.

陈才华，江川，蔡敬，等，2013. 迟发性外伤性颅内血肿 42 例临床分析[J]. 创伤外科杂志，15（5）：449.

陈黎芸，张京华，2013. 听神经瘤术后吞咽困难患者的康复训练[J]. 医学信息，26（3）：634.

陈铭，刘忆，曹永福，等，2014. 三脑室底型颅咽管瘤骨膜蛋白表达及其与下丘脑功能的关系[J]. 中国神经精神疾病杂志，（11）：677-681.

陈状，漆松涛，方陆雄，等，2004. 颅咽管瘤 MRI 表现与术后水钠代谢紊乱关系分析[J]. 中国微侵袭神经外科杂志，9（1）：20-22.

崔国华，姜勋，韩磊，等，2015. 浅析脑胶质瘤所致癫痫的因素[J]. 中国实用医药，4（10）：52-53.

冯文峰，2016. Willis 覆膜支架治疗颈内动脉复杂动脉瘤[J]. 中华神经外科杂志，32（2）：123-126.

冯文峰，2016. 复合手术在颅内复杂血管疾病治疗中的应用[J]. 中华神经外科杂志，32（7）：701-705.

冯文峰，2016. 颞浅动脉-大脑中动脉搭桥联合血管内栓塞治疗前循环巨大蛇形动脉瘤[J]. 中国神经精神疾病杂志，42（4）：240-243.

关鸿志，陈琳，任海涛，等，2011. 脑脊液细胞学在脑生殖细胞瘤诊断中的应用及八例报告[J]. 中华神经科杂志，44（2）：77-80.

郭熙雄，陈谦学，田道锋，等，2007. 胶质瘤致癫痫因素临床分析[J]. 中国临床神经外科杂志，9（12）：531-535.

何小艳，2016. Onyx 胶远程与常规注射系统栓塞硬脑膜动静脉瘘的疗效对比[J]. 南方医科大学学报，36（3）：429-432.

何小艳，刘丹，王晓艳，2016. Willis 覆膜支架治疗颈内动脉复杂动脉瘤的护理[J]. 广东医学，37（16）：2520-2522.

黄广龙，方陆雄，漆松涛，等，2007. 颅咽管瘤骨桥蛋白免疫组化及免疫电镜研究[J]. 中国神经精神疾病杂志，33（1）：54-56.

黄敬亨，邢育健，2013. 健康教育学[M]. 5 版. 上海：复旦大学出版社.

姜玉武，谢涵，2013. 特发性全面性癫痫的遗传学研究进展[J]. 北京大学学报（医学版），02：186-191.

李宁，李进让，2012. 吞咽障碍的临床评估与功能检查[J]. 国际耳鼻咽喉头颈外科杂志，36（5）：249-252.

梁玮，2015. 唤醒麻醉下胶质瘤切除术的术中护理[J]. 医学信息，10（40）：254-255.

刘宝国，漆松涛，2004. 影响颅咽管瘤术后复发的因素[J]. 中国微侵袭神经外科杂志，9（11）：523-525.

刘保国，漆松涛，潘军，等，2007. 累及三脑室底部颅咽管瘤与下丘脑的生长关系[J]. 南方医科大学学报，27（3）：377-379.

骆实，潘军，漆松涛，等，2009. 影响颅咽管瘤术后尿崩的因素分析[J]. 南方医科大学学报，29（3）：544-547.

牟淑华，贾梅霞，张丽艳，等，2012. 106 例脑胶质瘤病人围手术期护理观察[J]. 全科护理. 7（10）：1927-1928.

潘军，漆松涛，2005. 三脑室内颅咽管瘤 4 例报告[J]. 中国神经精神疾病杂志，31（6）：476-478.

潘军，漆松涛，陈状，2004. 儿童巨大颅咽管瘤 12 例手术治疗[J]. 中国神经精神疾病杂志，30（6）：475-476.

潘军，漆松涛，邓永键，等，2002. 颅咽管瘤增殖细胞核抗原表达与肿瘤复发的关系[J]. 第一军医大学学报，22（4）：363-365.

潘军，漆松涛，樊俊，等，2007. 视交叉前下颅咽管瘤的手术治疗[J]. 中国微侵袭神经外科杂志，12（1）：35-36.

潘军，漆松涛，方陆雄，等，2007. 小骨窗前纵裂入路显微手术切除巨大颅咽管瘤（17 例报告）[J]. 中国神经精神疾病杂志，33（3）：146-149.

潘军，漆松涛，龙浩，等，2009. 儿童蝶鞍区及第三脑室底颅咽管瘤的临床和手术特点[J]. 中华神经外科杂志，25（5）：405-407.

裴莉萍，麻春英，2012. 胶质瘤治疗及术后护理的研究进展[J]. 全科护理，11（10）：2958-2960.

彭根英，陈美华，叶丽萍，等，2006. 神经导航切除脑胶质瘤术后并发症的护理[J]. 护理与康复，4（5）：107-108.

漆松涛，2003. 积极开展颅咽管瘤全切除术[J]. 广东医学，24（12）：1269-1271.

漆松涛，陈状，方陆雄，等，2004. 颅咽管瘤全切除术后钠代谢紊乱及处理[J]. 中国临床神经外科杂志，9（3）：173-175.

漆松涛，陈状，方陆雄，等，2004. 颅咽管瘤术后钠代谢紊乱分析[J]. 中国神经精神疾病杂志，30（5）：384-385.

漆松涛，公方和，邱炳辉，等，2005. 儿童颅咽管瘤术后低钠血症的诊治[J]. 广东医学，26（12）：1668-1669.

漆松涛，骆实，张喜安，等，2009. 颅咽管瘤侵袭第三脑室的方式对手术切除的影响[J]. 中华神经医学杂志，8（6）：588-591.

漆松涛，潘军，邓永键，等，2003. 影响显微手术切除颅咽管瘤的因素[J]. 广东医学，24（12）：1272-1274.

漆松涛，潘军，方陆雄，等，2003. 颅咽管瘤影像学表现及其在手术中的意义[J]. 广东医学，24（12）：1278-1279.

漆松涛，潘军，黄胜平，等，2002. 大型颅咽管瘤生长方向及侵袭特征与手术效果探讨[J]. 中国神经精神疾病杂志，28（4）：268-272.

漆松涛，潘军，张嘉林，2003. 复发颅咽管瘤的临床特点与手术治疗[J]. 第一军医大学学报，23（10）：1078-1081.

漆松涛，潘军，张嘉林，等，2002. 颅咽管瘤手术中垂体柄的辨认与保护[J]. 中国临床神经外科杂志，7（4）：202-204.

漆松涛，潘军，张喜安，等，2003. 颅咽管瘤全切除术中垂体柄的保护[J]. 广东医学，24（12）：1280-1281.

漆松涛，张喜安，戴学军，2001. 翼点入路颈内动脉上间隙切除鞍上颅咽管瘤[J]. 中国神经精神疾病杂志，27（5）：373-374.

时海波，2013. 外伤性迟发性颅内血肿患者的临床治疗分析[J]. 中外健康文摘，10（24）：39-40.

树来，陈永群，卢天喜，等，2015. 颅内压监测在颅脑损伤术后早期发现迟发性颅内血肿的价值[J]. 中国微侵袭神经外科杂志，12（7）：318-319.

万仁宽，潘军，汪潮湖，等，2015. 鞍膈下型颅咽管瘤临床特点及预后分析[J]. 中国神经精神疾病杂志，（6）：321-325.

王刚，2016. Willis 覆膜支架治疗颈内动脉血泡样动脉瘤的临床效果[J]. 南方医科大学学报，36（8）：1165-1168.

王勇军，2013. 外伤性迟发颅内血肿 58 例临床治疗体会[J]. 中国伤残医学，21（8）：150-151.

宿英英，黄旭升，彭斌，等，2009. 神经系统疾病肠内营养支持操作规范共识[J]. 中华神经科杂志，42（11）：788-791.

徐明生，俞雅琴，2012. 脑寄生虫病[J]. 热带病与寄生虫学，04：243-215.

徐明生，俞雅琴，2013. 脑寄生虫病（续）[J]. 热带病与寄生虫学，01：58-62.

殷春梅，王晓艳，邓瑛瑛同，等，2013. 鞍区肿瘤术后尿崩症和水钠紊乱的相关因素分析及护理[J]. 中国实用护理杂志，29（3）：45-47.

周杰，漆松涛，潘军，等，2013. 颅咽管瘤组织炎性反应与临床病理和肿瘤预后相关性分析[J]. 中华神经外科杂志，29（5）：461-464.

Bernard SA，Buist M，2003. Induced hypothermia in critical care medicine：a review[J]. Crit Care Med，31：2041-2051.

Brody TM，Larner J，Minneman KP，1998. Human pharmacology：molecular to clinicalp[M]. 3rd ed. St. Louis，MO：Mosby.

Clifton GL，2001. Lack of effect of induction of hypothermia after acute brain injury[J]. N Engl J Med，344：556-563.

Clifton GL，Allen S，Barrodale p，et al，1993. A phase 2 study of moderate hypothermia in severe brain injury[J]. J Neurotrauma，10：263-271.

Elia M，Ceriello A，Laube H，et a1，2005. Enteral nutritional support and use of diabetes-specific formulas for patients with diabetes：a systematic review and meta-analysis. Diabetes Care，28（9）：2267-2279.

Gramlich L，Kichian K，Pinilla J，et al，2004. Does enteral nutrition compared to parenteral nutrition result in better outcomes in critically ill adult patients? A systematic review of the literature[J]. Nutrition，20（10）：843-848.

Greenberg M，1996. Handbook of neurosurgery[M]. 4th ed. New York：Thieme：553-563.

Greenberg MS，2001. Handbook of neurosurgery[M]. 5th ed. New York：Thieme.

Gudeman SK，Miller JD，Becker DP，1979. Failure of high-dose steroid therapy to influence intracranial pressure in patients with severe brain injury[J]. J Neurosurg，51：301-306.

Jacobs IX，Jacobs DO，Kursk KA，et a1，2004. Practice management guidelines for nutritional support of the trauma patient[J]. J Trauma，57（3）：660-678.

Javed Siddiqi，2011. 神经外科重症监护[M]. 王伟民，等，译. 北京：人民卫生出版社.

Joint commission on Accreditation of Healthcare Organization National Pharmaceutical Council，Inc，2001.（JCAHO）. Pain：current understanding of assessment，management，and treatment[M]. Oakbrook Terrace，IL：JCAHO.

Mark S. Greenberg，2004. 神经外科手册[M]. 5 版. 济南：山东科学技术出版社.

Marsh WR，Anderson RE，Sundt TM，1986. Effect of hyperglycemia on brain pH levels in areas of focal incomplete cerebral ischemia in monkeys[J]. J Neurosurg，65：693-696.

McEoay GK，2004. AHFS drug information[M]. Bethesda，MD：American Society of Health-System Pharmacists.

Merskey H，Bugduk N，1994. Classification of chronic pain syndromes and definitions of pain terms. 2nd ed. Seattle：IASP press.

Rosner MJ，Newsome HH，Becker DP，1984. Mechanical brain injury：the sympathoad-renal response. J Neurosurg，61：76-86.

Rovlias A，Kotsou S，2000. The influence of hyperglycemia on neurological outcome in patients with severe head injury[J]. Neurosurgery，46：335-343.

Simon R，1993. Respiratory manifestations of neurologic disease//Goetz C，Tanner C，Aminoff M，Handbook of clinical neurology[M]. Vol 19. Amsterdam：Elsevier Science Publishers：477-501.

Winns R，2004. Youman's neurological surgery[M]. 5th ed. New York：WB Saunders.